LOVE YOUR ENEMIES

HOW TO BREAK THE ANGER HABIT
AND BE MUCH HAPPIER

ニガテな奴が雨に打たれてる
敵を愛せよ―楽に生きるための心の技術

シャロン・サルツバーグ、ロバート・サーマン 著
Sharon Salzberg & Robert Thurman
ドラモンド美奈子 訳
Minako Drummond

駒草出版

ニガテな奴が雨に打たれてる

敵を愛せよ——楽に生きるための心の技術

自分の内面で、あるいは家族やコミュニティーや国家のなかで、怒りではなく思いやりを通して自分の強さを発揮するすべての人々へ。愛と優しさが勝利に輝きますように。

シャロン・サルツバーグ

感性を持つすべての種類の生命たちが、現在の難局を切り抜けて繁栄しますように。

とりわけ、

すべての女性たちへ。

私たちの世界のクールなヒロインたち、完全で自由な個人、勇敢な戦士、真の友人、母、妻、娘たちが何千年にもわたり日夜重ねてきたその努力……あらゆる種類の労働、愛、知性、創造性、勇気、寛容、思いやり、外交手腕、自己犠牲、ユーモア、そしてより深く、広がり続ける夢が、家族や姉妹や野放図な男たちや親、配偶者、子ども、人間以外の動物、コミュニティー全体、そしてこの惑星を窮乏と自滅から救うのです！ 私たちはいますぐ、こうした〝偉大な魂〟である彼女たちにふさわしい名誉と尊敬と権威を捧げるべきです。このささやかな本がそのために少しでも役立つことを願っています。

（テンジン・）[*] ロバート・サーマン

＊…「テンジン」はロバート・サーマンの法名（二八三ページ参照）。以下原文で掲載の箇所も省略します。

目次

本書の使い方

『ニガテな奴が雨に打たれてる　敵を愛せよ―楽に生きるための心の技術』は、知恵、寛容、そして愛というパワフルな味方の助けにより敵から自由を勝ち取るための実践的なガイドです。私たちが人生で直面する数々の敵を克服するためのツールを具体的に紹介しています。ここでは、古代チベットで実践された精神変革のための教えに基づき、敵を以下の四種類に分類しました。

外なる敵　私たちを何らかの形で困らせ、動揺させ、傷つける人々や制度、あるいは私たちを失望させる状況など

内なる敵　怒り、憎しみ、恐れ、その他の破壊的な衝動

秘密の敵　私たちを他者から孤立させ、失望と孤独に陥れる自己執着や自己没入

超秘密の敵　私たちが心の自由と本当の幸せを見出すことを妨げる根深い自己嫌悪

本書では、右の順序で外部の敵から内部の敵へと説明を進めます。なぜなら、怒りや恐れや自己没入を克服して自由を見出すプロセスは、その順序に従って進むことが多いからです。し

かし、人生は絶えず変化し、予測がつきません。私たちが必ずしもこの順序で敵に遭遇するとは限りません。ですから、読者の皆さんには自分の現在位置から始めることをお勧めします。そもそも自分の能力を信じていない人は、こうした試みに成功する見込みがないと考え、自分の敵に向き合おうとすることさえできないかもしれません。その場合はまず付録を読み、自分に対する思いやりを育むための慈悲の瞑想を実践してみてください。あるいは、目指す先にある限りない喜びと内なる自由を感じ取るために、第四章の「超秘密の敵」の説明から読み始めてもよいでしょう。自分の中にくすぶる怒り癖に悩んでいる人は、内なる敵を克服する方法を説明した第二章から始めることもできます。

どの敵と対決する場合も、その方法は同じです。口で言うほど単純ではありませんが、まず批判的な知恵を使って敵の正体を暴いた後、気づきの力でその活動の仕方を詳しく観察します。次に、敵を根絶するために断固たる行動を取りますが、その際にも敵に対して寛容になることを学び、思いやりを育てることによって、敵と自分との対立的な関係を崩していきます。最後に、敵から解放された後は本当の幸福感と他者との共生の喜びに浸りながら安らぎを味わってください。自分の敵と向き合うという作業は自分の内側と外側の両方で進めるプロセスなのです。

自分を解放するのは簡単ではありません。習癖的な世界観と決別し、それまでとは違うより実り豊かな方法で人や状況に対応するためには、知性と勇気と粘り強さが必要です。ある面では、敵に効果的に対応するためには自制を働かせる必要があります。怒りにまかせて当たり散らしたり応戦したり、復讐心に溺れたりしないことです。別の面では、自分を取り巻く世界と積極的に関わることが必要です。それは、自分の怒りと恐れを破壊的な形で表現する代わりに、他者や自分に対する優しい心から前向きに行動するためです。

私たちは究極的に、「我ら」と「彼ら」の別はなく、自己と他者との分離もなく、したがって敵というものは存在しないという理解にたどり着きます。敵に対する勝利とは、私たちが皆相互に依存しているという事実を心底から理解することなのです。

私たち共著者が敵とのつき合い方に関する週末ワークショップを始めてからもう何年にもなります。本書はそのワークショップの副産物です。したがって、読者が自分の敵を突き止め、敵との関係を変える手助けをするワークブックとして構成しました。

スピリチュアルな意味合いで、「愛」とは誰かの幸せを願う行為のことです。本書があなたに勧めていることは、まさしくその行為なのです。自分に害を及ぼす人を含めてあらゆる人を愛しなさいという戒律は、仏陀やキリストをはじめとする多くの偉大なスピリチュアル・ティーチャーたちによって言い渡されてきたにも関わらず、不適切であるとか不可能であるとみなされることが多々あります。しかし、自分の敵が真の幸福を得ることを願うという行為は、実際には大いに可能であり実用的なことであるという点は考慮に値します。なぜなら、それが敵によってもたらされる苦悩から自由になるための唯一の方法だからです。敵を愛することには二重の恩恵があります。敵が幸せになれば、周囲の人たちに害や不満を引き起こす可能性が減ります。また、自分の視点を愛に変えたのに敵に対する即効性が見られないという場合でも、愛するという行為自体があなたの心に平安をもたらすのです。

本書では、現代心理学と共に多くのスピリチュアルの伝統を活用し、あなたが敵との関係を変え、知恵、寛容、思いやり、そして愛の導きによって人生を生きることを学ぼうとする上で、どのような信仰を持つ人、あるいは信仰を持たない人にも役に立つツールを紹介しています。こうした教えや実践のなかに、あなたが実際に試せる方法が見つかることを願っています。この作業が、自分と他者を別の視点から眺め、本物の強さと本当の幸せというものについて別の理解へ到達するための壮大な実験であると考えてください。

ボブは、大学教授や著者になる前に、西洋人初のチベット仏教僧としてインドに住んでいました。シャロンは、インドとビルマでテラワーダ仏教の指導者の下で瞑想を学んだ後、アメリカへ戻り、マサチューセッツ州中部に仏教リトリートセンターを共同設立しました。

ふたりが一緒に教える際には、法話、練習、瞑想の指導を交互に担当します。本書でも同じ方法を用いました。

※（このページ以降）シャロンのストーリーや教え、彼女自身や教え子の実体験に基づく実例は、本書の中でこの　ようにゴシックで表記しています。

※ボブの教えは仏教の経典や彼の実体験に基づいており、このように明朝体で表記しています。

シャロン・サルツバーグ
ロバート・サーマン
二〇一三年、ニューヨーク

はじめに

シャロン・サルツバーグ

　人は皆、幸せになりたいと思っていますが、本当の幸せがどこで見つかるのかという話になると混乱するばかりです。周囲を見回すと、「我ら対彼ら」という敵対意識を行動に移して衝突を起こす人々の存在が至る所で目につきます。こうした距離感や疎外感を持っていると、他者を制圧すること、あるいは自分の一部を抑制することが幸福への道に違いないと考えがちです。そして、しばしば他者を敵とみなすようになります。また、物事が思い通りにいかない場合は自分自身を敵に回します。

　私たちは個人でも社会においても、強さというものは優しさや思いやりとはまるで違う性質であると考えるように条件付けられてきました。その結果、人や状況を敵に回さないことは降伏することやあきらめることと同様であり、それはある意味で愚かさや弱さ、または自滅的な行動であると感じることがあります。私は、こうした敵意や距離感、他者からの分離、あるいは自分自身の内面の分裂の感覚こそが、真の幸せのありかについて私たちが陥っている混乱の核心であると考えます。

本書は、誰もが敵を持っているということを前提としています。ただし、この点についてボブが言うことには面食らうかもしれません（一八ページ参照）。そして、仏教の教えをよりどころにしながら、四種類の敵に遭遇する旅へと皆さんを案内します。四種類の敵とは、外なる敵、内なる敵、秘密の敵、そして超秘密の敵のことです。外なる敵は、私たちを苦しめたりいらだたせたりする人たちや、不満にさせたり狼狽させたりする状況のことです。内なる敵とは、私たちを虜にし、人生を台無しにする反射的な精神の癖、とりわけ怒りと憎しみのことです。そして、精神のより深いところには秘密の敵である自己没入が隠れています。それは私たちを他者から切り離し、人を愛することを阻止します。最後は超秘密の敵です。生きとし生けるものたちとの結びつきから私たちの目をそらす根強い自己嫌悪のことです。本書で紹介する教えや瞑想は、私たちに生まれつき備わった知恵と思いやりをよりどころにして自分の内外の敵との関係を一変させる手助けをします。

たいていの人は、「敵」という言葉を耳にすると、すぐに実際に自分を傷つけたり害したりした人たちのことを思い浮かべるでしょう。ところがそれ以外にも、誰しも戦わねばならない油断のならない相手がいます。それが自分の内面に潜む敵です。本書は、こうした敵との攻防の微妙な手がかりを明らかにします。なぜなら、真の勝利はそこにあるからです。

外なる敵や内なる敵に遭遇した時、私たちは過去に問題の解決に役立たなかった習癖的な考え方を頭のなかで何度も繰り返し続ける傾向があります。それは、自分に失望や怒りや不満を感じさせるだけの考え方です。しかし、欠陥があるとはいえ、慣れ親しんだ方法で敵に臨むことをやめ、そこから一歩踏み出して別のより良い方法を探すということは大胆な行為です。「我ら対彼ら」という敵対的な構図を変えるアプローチを試すには勇気が要ります。社会心理学者のジョナサン・ハイトは、根深く硬直したワンパターンの考え方を変える戦略を「道徳マトリックス（特定の一組の道徳観念に支配された思考）から外に出る行為」と呼んでいます。怒りに怒りで反撃することを拒否し、復讐が唯一の選択肢であるという観念を否定する時、私たちは道徳マトリックスの外へ踏み出し、限りない知恵による選択が可能な世界へと足を踏み入れます。

私たちの社会は、優しさが実は強大な威力を秘めているということを認める代わりに、それを単に重要性の低い美徳として片づけてしまいます。優しさと思いやりの化身として世界の崇敬を集めているダライ・ラマは、自分の祖国であるチベットを侵略した中国を敵とみなしてはいません。このことは多くの人々の目に不可解な行為として映っていますが、自分の敵を克服するということは、自分の思い込みから一歩離れて状況を眺める能力と、優しさと思いやりを本当の強さとみなす能力を必要とするのです。本書で紹介する実践のなかでも、敵意を解消する効果が最も高いものは慈悲の瞑想です。

慈悲（ラヴィング・カインドネス）は、仏教の原典で使われているパーリ語の〝metta〟という言葉の訳語です。この言葉は、「愛」や「友情」と訳されることもあります。慈悲とは、私たちひとりひとりの生涯がすべての生きものの生涯と密接に絡み合っており、そのつながりがあるからこそお互いを大切にする必要があるということを深く知っているという状態のことです。感傷的な気持ちや義務感からではなく、他者を気づかうことは自分自身を気づかうことと同じだと認識している知恵に動かされて、あなたは人に親切にするのです。

慈悲は単なる抽象的な理想概念ではありません。人生を完全に変えるための実践的で実用的な生き方です。慈悲の瞑想は、自分自身や他者に新たな態度で注意を払うことができるように、私たちの自覚を広げてくれます。私たちは、物事に気を取られて注意が散漫になる代わりに注意を集中させ、心を落ち着かせるスキルを身につけます。自分の悪い点ばかりに注目して挫折感を味わう代わりに、自分の良い点にも目を向けることを学びます。そして、人々を反射的に悪人と判断して拒絶する代わりに、心を落ち着かせて彼らも自分と同様に幸せになりたいと望んでいるということを察します。

仏陀が考えた真の幸福とは、自分がどんな苦悩に直面しても、そのせいで落ち込んだり敗北感を持ったりすることなく、自分自身や他者への気づかいを続けることができる内面の力、すなわち一種の弾力性あるいは回復力なのです。本書では、私たちがそうした弾力性に富む精神を見つけ出し、あらゆる対人関係においてそれを活かすことができるようにする観点や実践例のいくつかを説明しています。最初、この自己変革のプロセスに敵を含めることは不可能に見えるかもしれませんが、最後にはそれが実用的であるばかりか、心を解放してくれる体験であることがわかるでしょう。

はじめに

ロバート・サーマン

ひとつはっきりさせておきましょう。「究極的に言うと、敵というものは存在しません」。私たちは、自分の幸せを阻む人や物事を敵とみなします。しかし、自分の外の存在は自分の幸せを阻止することはできません。真の幸福は自分の内面から湧き上がるものだからです。したがって、究極的には敵など存在しないのです。

あなたはきっと疑問に思っていることでしょう。「どういうつもりですか。この本は敵と取り組んで彼らを味方に変えようという本のはずなのに、冒頭から私には敵がいないと言うなんて！　そんなはずはありません。敵がいることは自分で『わかっています』。昨日、私が手に入れるべき昇進を同僚が横取りしようとしていることが発覚したばかりです。深夜までうるさい音楽を鳴らして睡眠の邪魔をする隣の住人はどうなんですか。あるいは、子どもの頃に私を悩ませた家族は。あちこちで紛争が起こり、人間同士が殺し合いをしているこの世界はどうなんですか。敵がいないなんて。そんなはずはないでしょう！」

ある意味で、あなたは正しいと言えます。相対的に見れば、私たちには敵がいます。自分に何らかの危害を加える人や状況を、敵と認識するからです。敵が傷つけるのは、私たちが「自己」とみなしているものです。本書の中で説明しますが、それが問題の一端を担っています。私たちはこうした外部の敵が自分に最大の危害を加えようとしていると考えますが、実は、攻撃を受けているのは私たちの自己依存癖、すなわち自分は他者の自己と分離した、不動で不変の自己を持つという観念に固執する癖なのです。ですから、私たちにとってより重大な敵は、怒りや憎しみ、そして自分の大切な自己意識が脅かされた時に起こる感情の動揺をはじめとする内部の敵と言えます。

私たちの敵はそれだけではありません。精神のより深い場所に秘密の敵がいます。固定的なアイデンティティーの癖、あるいは本能が、執拗で絶え間ない自己への没入と手を組んで、私たちを現実や他者との愛に満ちた相互関係から遮断するのです。そして最後に、超秘密の敵がいます。この敵が超秘密なのは、自分自身から見えないように隠れているからです。私たちに共通する影の部分、つまり自分には人間としての値打ちがないと考える本能的で習癖的な意識のことです。私たちが真の幸福と自由へ到達することを阻んでいる最後の敵です。

キリストは、自分の敵を愛することを私たちに命じました。右頬を打たれたら左頬も差し出し、下着を求められたら上着も与え、必要以上の気づかいをしなさいと命じました。憎しみを打ち破ることができるのは愛だけであるという仏陀の教えも同じことです。仏陀はまた、自分の敵を愛することができるようになる方法も教えてくれました。内なる敵を克服するために、外なる敵のエネルギーを利用するのです。秘密の敵に打ち勝つためには、内なる敵に対する自分の洞察を使います。そして、超秘密の敵を克服するために、秘密の敵から勝ち取った自由を利用するのです。それぞれの敵にこうして取り組むことによって、私たちは内なる敵も外なる敵もすべて愛することができるようになるのです。

大切な人の本当の幸せを願う心が愛です。愛は、大切な人が苦しまないことを願う思いやりの心のパートナーです。人のために本当の幸せを願うことが「愛」であるなら、自分の敵を愛するということは非常に理にかなっていると言えます。敵は、私たちが彼らの幸せを邪魔していると思うので、私たちに敵対しているのです。私たちを排除しなくても本当の幸せが手に入るのであれば、もはや彼らが私たちの敵であり続ける必要はなくなるでしょう。彼らの幸せが大きくなるにつれて、私たちを愛するようになることさえあり得ます。少なくとも、私たちを煩わせることはなくなるはずです。

敵を愛することが安全かどうか疑問に思うことは無理もありません。私たちの善意につけ込んだり、破滅させようとしたりするのではないかという疑いです。しかし、敵を愛することは、私たちへの加害を促すことではありません。それでは私たちが苦しむだけでなく、敵も加害によって本当の幸せを得ることなどできないからです。彼らは、私たちを苦しめることから得る偽りの幸せには満足できず、将来または未来世でさらなる不幸にみまわれるでしょう。

私たちが敵を倒すことから得られると考えている幸せが偽りの幸せでしかないのは、それが一時的な満足感にすぎないからです。自分の外部や内部で起こる変化によって一時的にストレスから解放されるといった状況から生まれるものだからです。しかし、状況は必ず変わるものであり、変わったとたんにこの偽りの幸せは消え失せてしまいます。そして、幸せが消えると私たちは苦しみます。仏陀はこうした気持ちを「壊苦《えく》（変化による苦しみ）」と呼びました。

このように、偽りの幸せは長続きしません。しかし、本当の幸せは安定しています。状況に左右されるのではなく、現実を直接経験すること、いまここで起こっていることの自覚から生まれるのです。本当の幸せは直感的に知るものです。言葉で表現できるものではありません。実際には、私たちが直観することを絶えず邪魔しているものが言葉や思考なのです。私たちの精神は言葉や思考によって現実を歪めて解釈し、それが真の現実だと信じ込みます。

私たちがありのままの現実について惑わされているということをどうにか直観すると（私たちが現実を妄想と取り違えたのだと「思い当たる」と）、思考をやめさえすれば自動的に真の現実を体験できるようになると思うかもしれません。しかし、それほど簡単なことではないのです。長年にわたり自分に染みついた妄想のパターンのせいで、私たちは真実を見極める直感的能力からあまりにも根本的に遠ざけられてしまっています。したがって、言葉や観念の罠から自由になるためには、自分の精神を巧みに利用する必要があります。真の現実を明らかにすることに抗っている恐怖心をコントロールしながら、言葉や思考を超えたより深い現実を隠している幕を注意深く取り去るのです。

仏陀の教えによると、人間は誤った考え方から目を覚まし、より現実的な生き方をする能力を備えています。また、敵は私たちの最良の師となり得ます。自分を傷つけようとしたり、自分の願望の実現を阻もうとしたりする人々がいなければ、私たちはどのようにしてがまんや寛容や許しを学ぶことができるでしょうか。

仏陀の人間観は、私たちには究極の幸せを新たな標準として受け入れる勇気と、怒りをもって敵に反応するという本能的な傾向を克服する生来の勇敢さが備わっているというものです。その意味を理解することはそれほど簡単ではありません。そこで、仏陀の最も重要な科学的発見のひとつを考慮に入れることが大切です。それは、「超自然的」という意味での宗教的な発見ではなく、生きとし生けるものの生物的な現実として仏陀が経験した発見です。単純に訳せば「行い」や「業《ごう》」を意味するカルマの理論は（チャールズ・ダーウィンより二〇〇〇年以上前に）仏陀が説いた教えです。カルマは因果のプロセスによって生じる個々の知覚の進化であり、生の形態や質という意味で、プラスやマイナスになったり、高くなったり低くなったりするものです。生きとし生けるものは、このプロセスを通して遺伝的につながっています。なぜなら、それぞれの生命は、始まりのない太古から何度も転生を繰り返すうちにあらゆる生命の形態を体験してきているからです。仏陀自身が、数え切れないほど何度もサル、ライオン、カメ、バクテリア、女性、男性、魔物、神などに転生したこと、また他のあらゆる生物も同様であったことを知ったそうです。したがって人間の形態に生まれることは、知性と優しい心を持つ、驚くほど複雑な生命が大きく進化した成果だとみなされました。ただし、個人が今後必ず人間に転生するという保証はありません。仏陀は自分が見たものを、ダーウィンの仮説（生命が「温かい水たまり」で発生したという考え）に似た生命体に満ちた海と説明しています。そこでは、進化上の過去の経験と行いによって種子のようなものが形成され、その生き方が今度は自らの進化上の未来に影響を及ぼすことになります。すなわち、特定の生命の形態を決定する上で、この個体の「精神的」あるいは「スピリチュアルな」「遺伝子」が、両親から受け継ぐ遺伝子に劣らない影響力を持っているのです。

言い換えれば、現代の物質主義的な生物学者らは、個人というものが知覚を持たない物理的な遺伝パターンのランダム変異の産物であり、その精神は信号によって物理的な脳の中に発生する錯覚であり、その生命は出生から始まり、死で終わると考えています。そういった人間は個人としての長期的な目的を持たない機械的な生きものであり、自らその物理的な遺伝子により良い未来を与えるために行動し、反応するように「脳の回路に組み込まされて」います。したがって、遺伝子の強化を脅かす敵が現れると、機械的な人間はアドレナリンやコルチゾールによって煽られた暴力に訴えてその敵を破壊するようにプログラムされているのです。それ以外の行動は意味を成しません。こうした考え方とは反対に、仏陀と彼の継承者である「精神科学者」らによると、個人は長い進化のプロセスから発生するもので、そのプロセスでは個人の精神的・物理的な行為の倫理に照らした結果が精神的な遺伝子〝chitagotra〟（「精神の種子」の意）

に組み込まれ、個人の現世を形成します。したがって、個人は自分の性質や生命の形態が未来世へ、さらには終わりのない未来に向かって、より良い進化を続けていくような行動を取るべきだという非常に強い進化上の動機を持つのです。仏陀の説明によると、マイナスの進化である退行は、身体だけでなく精神や言語による利己的な行為によって引き起こされ、また、プラスの進化である向上は利他的な行為によって引き起こされます。暴力的な心の動きである怒りと憎しみ、そしてそれらによって煽られた言葉と身体の暴力は、個人を下向きの進化へと駆り立て、人間以外の動物やそれ以下の生きものなど、より下級の生命形態に向かわせます。その一方で、忍耐と愛は優しい行為であり、優しい言葉や行動を促す動因であることから、個人の進化をより高い生命形態へと向上させてゆきます。

本書では、仏陀が唱えたカルマの生物理論の難解な細部に立ち入ることはしません。しかし、現実に即しており知恵のある利己心に由来する個人的関心が、怒りと憎しみを克服しようとする私たちの葛藤の動機となるという意味で、個人の進化という視点に触れています。また、私はカルマのことを「進化上の行い」と表現する場合もあります。この言葉は、物質主義者が考える一回限りの人生ではなく、一連の転生にわたる原因と結果という意味合いを示すものです。そう理解すると、怒りを克服する方法についての教えが理にかなっており、それほど過激な理論ではないということが明らかになるでしょう。過去世や未来世といった「宗教的な考え」よりも物質主義的な世界観を意識的に選択したという読者でも、本書の方法を利用して現世における人生の形態や質を改善することは可能です。また、本書で紹介する方法は、自分の信仰を変えることなく、自分の感情や社会生活に対応するスキルを向上させることのできる精神の科学から導かれたものです。すでに特定の信仰を持つ人も、自分の未来世に関心がある場合は、自分の宗教の世界観のなかで本書の方法を利用することができます。

私たちの科学的な世界観がどんなものであれ、より賢明な方法で外なる敵を追い詰めていくと、やがては自分の内部にいる敵が最も重要であることに気づくことでしょう。ダライ・ラマが、チベットを占領している中国を敵とみなすことを拒否しているという事実は、私たちにインスピレーションを与えてくれます。なぜなら、怒りという内なる敵を克服することによって、自分に危害を加えていると思われる人々とさえつき合う能力を育むことができ、敵の幸せを願いながら自分の真の幸福という内なる勝利を得られるということを教えてくれるからです。

怒りが防御手段になるという考え方は、恐れからの解放や効果的な勇気を得ようとする上で最大の障害となります。根拠のない恐れを持たずに生きる人生を想像してみてください。空港の所持品検査の列に並んだ時、機内持ち込みの手荷物にフランス製シャンプーの大瓶をうっかり入れてしまったので運輸保安局の検査官に見つかるかもしれない、と恐れることもなくなるでしょう。

敵は私たちの怒りと恐れのエネルギーを駆使します。ですから敵に対する私たちの主要な武器は知恵、忍耐、思いやり、そして愛です。知恵は、最も深い現実が本来安全なものであると私たちに理解させることによって勇気をくれます。忍耐は、私たちが怒りと憎しみのなかで知恵を失わないように支えてくれます。思いやりは私たちの知恵を広げ、敵を作ろうとする衝動を未然に防ぎます。そして愛は、怒りと妄想から解放された心の内なる幸せから発し、外へあふれ出してあらゆる場所のすべての生きものを包み込みます。遅々として進まない時もありますが、敵は徐々に私たちを脅威とみなすことをやめ、敵意を失っていくでしょう。こうして私たちは、敵に対して永遠の勝利を得るのです。

私たちは行き交う

これはハドソン・バレー（ハドソン渓谷）からニューヨーク・シティへ向かう列車のなかで起こった出来事です。私は、かなり大声で携帯電話での会話に夢中になっている女性と、彼女の大声にいらだちを募らせている男性の間に座っていました。男性は、彼女の絶え間ない話し声や詳細な予定まで聞かされながら、身をよじったり、うめいたり、不平をつぶやいたりした後、とうとう爆発してしまいました。「うるさすぎる！」と、声をかぎりに叫んだのです。私は彼にちらりと目を向けて、「そう言うあなただって！」と思いました。

私たちは、渋滞に巻き込まれて交通の多さにいらだった時、自分もその交通の一部であることを忘れています。ただし、問題の一因であるかもしれない自分が、解決の一因となる可能性も持っています。私たちは大切な人たちを自分の味方に引き入れ、嫌いな人たちを自分と切り離して寄せつけないようにするものです。自分と敵対する人とのつき合いは、味方と敵の間にある新しい領域を探検しようという意欲から始まるのです。このプロセスを、哲学者のピーター・シンガーは自分の気づかいの対象となる人々の「道徳の輪を広げること」と呼んでいます。

シンガーによると、利他心は自分の親族を守ろうとする生物学的な動因として始まりましたが、やがて他者を気づかう選択へと進化しました。他人の騒音を自分の怒鳴り声でかき消したり、敵意に不親切で対抗したりすることが私たちの反射的な行動かもしれませんが、それは結果的に対立の悪循環を生み出し、自分を消耗させるだけなのです。

誰かを自分の敵に指定することは、その人に不変のアイデンティティーを固定することです。他者を悪人（あるいは善人、公正、不正など）というカテゴリーにはめ込むと、自分は安心感を持つことができます。自分の立ち位置、そして彼らの立ち位置がわかるからです。あるいは、わかった気になるからです。ところが、人生はそれよりも複雑です。私の友人のブレットはかつてリムジンのドライバーをしていました。ある時、彼は他の運転手たちのふるまいに怒りを感じました。しかしその後で、自分を怒らせた悪行を自分でも一時期していたことがあったのを思い出したそうです。

自分とはまったく違うカテゴリーに属するものとして他者に接する行為は、彼らをモノとして扱うことに相当し、それによって生じる敵対意識は必ず対立関係へとエスカレートします。人とのつながりを簡単に見出すことができず、強い孤独感を持つ結果にもなります。敵と思われる人により効果的に対応するアプローチは、冒頭の列車の例を取るなら、可能であれば座席を移動したり、彼女に声を小さくするよう丁寧に頼んだりすることと言えるでしょう。その場で反応することは控え、後からポジティブな行動を起こす方法もあります。たとえば、公共交通機関内での携帯電話の使用に反対する働きかけをしたり、通勤列車に「静かな車両」を設置することを提案できるでしょう。自分の気分を害する人たちを怒鳴りつける代わりに、こうした状況を当事者全員に恩恵をもたらすチャンスに変えようとするのです。

ブレットは、一〇年前に初めて沈黙瞑想リトリートに参加した時の出来事を話してくれました。それは、私がマサチューセッツ州バーレ町に共同設立したインサイト・メディテーション・ソサエティのセンターで毎年教えている慈悲の瞑想のリトリートの時のことでした。リトリート開始から数日後の夜、夕食後にホールでの夜の瞑想へ向かう前にブレットは自室で休憩していました。彼は、次に起こった出来事をありありと覚えています。

私の部屋は地下室にある公衆電話ボックスの真上にありました。私がベッドに横たわり、身体中を駆け巡る温かい愛の流れを感じていると、突然、地下室から大声が聞こえてきたのです。話の内容は聞き取れませんでしたが、男性が叫んでいることはわかりました。一瞬のうちに、私の精神は他者の幸せを祈る気持ちから「けしからん!」という憤慨に変わりました。あまりに腹が立ったので、この静寂な聖域で大声を出すのはもってのほかである、と言い渡すためにベッドから立ち上がって地下室へ向かったほどでした。地下室のドアを開けて電話ボックスに目を向けると、彼の頭のてっぺんだけが見えました。言葉が聞き分けられるほど近づいたところで、彼が明らかにいらだった口調で叫びました。「でもお父さん、私たちはその補聴器に三千ドルも払ったのですから、きちんと使ってくださいよ!」　その瞬間に、私の体内のアドレナリンが慈悲の空間のなかへ溶けて消えていきました。そして私は、笑みを浮かべて自分の部屋へ戻っていったのです。

自分の敵との直接的で攻撃的な対立を避けることは弱さでも敗北主義でもありません。それはむしろ、私たちが被害者や攻撃者の役割にとらわれないようにするという完全に異なる他者との関わり方です。私たちは敵対的な態度で他者と関わるようにあまりにも強く条件づけされているので、それが日常の行動規範としていかに無益なものかという点に思いを巡らすことはほとんどありません。ブレットが発見したように、私たちは怒りを感じてから行動を起こすまでの瞬間に、現実に起こっていることについて多くを学ぶことができるのです。

第一章　外なる敵に打ち勝つ

私たちが自分の外に敵を認識するのは、危害を受けた時です。日常生活のなかでは、傷つけられることがたくさんあるものです。自分自身や愛する人たちが侮辱され、罵倒され、盗難にあい、殴られ、いじめられ、虐げられ、拷問され、時には殺されることさえあります。私有物を取り上げられた上に、それを傷つけられ、壊されることもあります。そういった行為をする人たちを、いわゆる「敵」とみなすわけです。敵は、誰かに対して憎しみを抱き、その人に害を与えたいと望んだり、企てたりします。私たちはそういった加害者を敵と呼び、それ相応の対処をすることは当然であると考えます。

他人が罵倒されたり傷つけられたりする場面を見て被害者に共感し、加害者を自分の敵だと感じることもあります。小説や映画やテレビ番組には敵が無数に登場し、善人に悪事を働きます。当然ながら、私たちは善人に共感し、彼らが悪人を捕まえて懲らしめるまでハラハラしながら待つのです。

その他、私たちを苦しめる外なる敵といえば、世のなかにはびこる不正や、それを引き起こしている疑いのある人たちです。たとえば、大富豪ばかりが得をする経済上の不公平や、河川などを汚して空き地を浄化の必要なスーパーファンド用地にしてしまう汚染産業（汚染者に浄化費用を負担させる米国の法律の下での措置）、国民の社会保障や憲法上の権利をもてあそぶ政治家たち、潤沢な資金を後ろ盾にして特定の受益者の要望を前面に押し出す利益団体などです。どちらを向いても集団同士の敵対関係が目につきます。

家の近所や学校にも敵はたくさんいます。新聞の見出しにのぼるのは十代の狙撃犯やテロリストですが、疫病と言っても良いほど知らぬ間により広く蔓延した問題はいじめです。人種、信条、国籍、社会階級、性別志向、あるいは吃音や「変な」服装でさえも暴言や暴行を招き、時には致命的な事態につながったりします。

新聞を広げテレビをつけるだけで、世界中の敵が目に飛び込んできます。私たちは、どこかの国が他国を攻撃したり自国民を迫害したりするのを見ると、その殺りくの様子に深く動揺し、攻撃者の敗北を望みます。また、自分の国が攻撃者の場合、米国の「衝撃と畏怖」作戦のバグダッド爆撃が思い浮かびますが、悪人たちを退治したいという気持ちと、武力行使によって人々がこうむる被害に対する悲しみと罪悪感との板ばさみに悩みます。

そんな時、私たちは傷つけられないようにしようと努めるのですが、危害から隠れようとか逃れようとするのは一時しのぎの策でしかありません。遅かれ早かれ危害は私たちを探し当てます。自分を守る唯一確実な方法は、敵についての見方を変え、迫り来る危害のひとつひとつを学びのチャンス、すなわち自分や他者にとって有益な機会と考える態度を身につけることです。この見地から言えば、私たちを傷つけようとする人やものは、私たちが彼らに対するいらだちや復讐心、怒りや恐れといった反応を抑えることを学ぶチャンスを与えてくれると言えます。「それがなければ」、私たちが自分を強くし、忍耐力という光り輝く鎧を磨くことはできないでしょう。学ぶためには敵が必要なのです。ダライ・ラマも言っています。「私たちは敵に感謝すべきだ。なぜなら彼らの存在が我々に忍耐や勇気、決意というものを教えてくれ、平常心を育てるのに役立つのだから」

敵に効果的に対処するためには、私たちを傷つけるもの、傷つけようとするもの、過去に傷つけたもの、これから傷つけるかもしれないものに対する憎しみと恐れを克服しなければなりません。少なくとも最初は、そんなことは無理だと思う人が多いでしょう。敵と折り合うという難題には、一歩ずつゆっくり取り組むことが一番良いのです。

初めに断っておきますが、私たちに危害を加えようとするものにただ黙ってやりたい放題にさせなさいと勧めているのではありません。それは自虐行為であり、誰の得にもなりません。敵に対処する方法の第一歩は、危害を加えようとする人たちをなるべく避け、実行のチャンスを与えないことです。しかし、避けられない場合は自衛することが必要になります。ただし、こうした回避と防衛の狭間に中道というものがあります。最良の戦術は、怒りが湧き上がる前に先手を打って巧みに行動し、敵が自分に危害を加えるチャンスを与えないことです。

どの戦術でも、相手のことは潜在的危険とみなします。こちらに突進してくるトラックに例えたらよいかもしれません。このトラックの進路を予測し、回避措置をとれば良いのです。トラックを憎む必要はありません。敵とは見ないのです。自分は安全に注意しながら自分の車線を進むだけです。

確かに、自分の敵を憎まないようにするのは簡単なことではありません。私たちは傷つけられた時、自動的に自分を被害者だと感じ、怒りや憎しみや恐れを伴う反応を示します。問題は、少なくとも外なる敵に対処する場合、毒をもって毒を制する戦法に訴えずにそういった反応を克服するにはどうすれば良いかということです。攻撃されていると感じた時、どうすれば人は反撃せずにいられるのでしょう。身体的、そして言語的な反撃を抑えるためには、何よりもまず状況を明確に理解する必要があります。したがって、敵に対処できるようになるためには、「批判的な知恵」というパワフルな知性の助けを借りねばなりません。それがありのままの状況についての洞察力に富んだ分析を行い、下手な衝動的反撃から私たちを解放してくれます。

いじめ

いじめが増えています。陰口や仲間はずれから肉体的な暴力まで、それは幅広い形で現れています。いじめっ子は、冷笑や悪意のこもったあざけり、じろっとにらむ、黙殺するなど、様々な手段を用います。統計には幅がありますが、学生の多くが何らかのいじめを経験していることは確かです。いじめを受ける学生の割合が七七%に上るという報告さえあるのです。〔注1〕

学校や職場、インターネット、政府機関や宗教団体でさえ、いじめが日常茶飯事となりつつあります。いじめは人種、宗教、性別、あるいは能力を理由に特定の被害者に向けられることもあれば、単発的な敵対行為や残酷な行動という形で突然起こることもあります。

「我ら対彼ら」という発想が強まり、ごくありふれた不親切が相手の身体や人格に対する敵意に満ちた攻撃へとエスカレートする現象がいじめです。それは、いじめっ子自身の根深い不安感から生じることが多く、相手を排除し攻撃するという手口が使われます。いじめっ子は、自分の弱さを認める代わりに対象を置き換え、自分より弱い相手を打ちのめすことで自分の不安をコントロールするのです。したがって、すでに被害者意識を持っている個人や集団は、いじめの格好の対象にされがちです。そうしたいじめの場に居合わせた野次馬やいじめっ子の友だちが、被害者をからかったりいじめっ子をけしかけたりする事例が驚くほどたくさんあります。

それほど強烈なものではありませんが、社会的孤立は同じようにつらいいじめの一種です。私自身、ヨーロッパ系アメリカ人の友人が中国から養子に迎えた少女の体験を間近で目にしました。都会の進歩的な学校へ入った初日の授業で、生徒たちは自分の父か母に似ている身体的特徴をひとつ挙げなさいと言われたのです。少女は泣きながら帰宅して言いました。「私だけ何も言えなかったの」

私も子どもの頃に同じ気持ちを味わったことを覚えています。父が精神科病院に入院していた時に授業で父親の職業を聞かれ、答えに詰まってしまいました。そういうことがあるたびに、私の恥じる思いと孤立感が深まりました。

個人だけでなく制度によるいじめもあります。社会の構造が、固定概念や社会階層を通していじめを促進するのです。そのなかでも一番陰湿なものは、様々な種類の思想統制です。不幸なことに、人々に虚偽の情報を意図的に与えたり、自然な思考を阻止したりしようとするのは、カルト集団や全体主義体制だけではありません。社会学者のグレゴリー・ベイトソンは、一九五〇年代に発表した草分け的研究の中で、矛盾するふたつ以上のメッセージを同時に受け取ることから生じる破壊的な影響を明らかにしています。

　私たちは、表立った発言の背後に別の意味を認めると、この認知的不協和により頭が混乱します。これは、真実をあえて語ろうとしない家庭で日常的に、しばしば無意識に、使われている策略です。たとえば、親が子どもを殴りながら、おまえのために殴っているんだと諭《さと》す場合です。あるいは、母親は家庭内がすべてバラ色のようにふるまうものの、その陽気な笑顔の裏に計り知れない苦痛を隠していることが子どもの目にも明らかな場合です。依存症回復プログラムでは、口に出すことが許されないこうした恥ずべき事情を「リビングルームのゾウ」と呼びます。知らないふりをしたままにしようとしても、誰の目にも明白で深刻な問題のことを指しています。

　誰かをいじめて黙らせたり、恥をかかせたり、現実についての彼らの意識を混乱させたりすれば、敵を作り出すことは確実です。自分の手にパワーを取り戻すには、真実を白日の下にさらせばよいのですが、加害者と正面から対決することは危険かもしれません。私が家庭内暴力に悩む女性の保護施設で働いていた時の標準的なアドバイスは、「加害者の目を盗んで学校へ行きなさい」、そして経済的自立に役立つスキルを身につけなさいというものでした。

加害者の目を覚まさせようとするよりも、加害者から心理的に決別することが重要です。虐待者の手から自尊心《セルフリスペクト》を取り戻すことは内的作業であり、虐待者に知らせる必要も、許しを得る必要もありません。

避けろ、隠れろ、起こっていることを否定しろというたくさんの声に反して、自分自身のために立ち上がるには大きな勇気が要ります。私の知人の場合、義父が重度のアルコール依存症であり、義母は慎み深すぎてその事実さえも口に出せない人です。最近、彼女と夫が義父母を訪ねた時、義父はベッドに寝たままで夕食にも出てきませんでした。「また飲んだくれているのか」と義母に聞くと、「そんなことを言うものじゃありません」と言われたそうです。

私たちはこのように、社会全体はもとより愛する人たちによっても沈黙を強いられることがあります。いじめの顕著な特徴は、屈辱を与える点です。自分が主観的に感知している現実を疑われ否定されることは屈辱です。オルダス・ハクスリーの『すばらしい新世界』の登場人物たちのように、つらくみじめな状況になると「ほら、人生に満足する薬を飲みなさい」と言われるわけです。

何を信じるべきかわからず、私たちは引け目や無力感を抱き、虚偽の情報をえさにして持続する自己否定の悪循環に陥るのです。それに対し、自分の考えや気持ちが本物であると受け入れることは、高い癒し効果をもたらします。真実によってパワーを取り戻せば、この世界における自分の価値も取り戻せるのです。

ここで明確にしておきましょう。批判的な知恵は恐るべきものです。威圧的で、強硬で、どう猛でさえあります。しかし、同時に繊細さと優しさを備えています。仏教図像において批判的な知恵を象徴するものは文殊師利《まんじゅしり》(サンスクリット語で優しさと栄光の意味。日本語では文殊菩薩)の剣です。チベット仏教の聖像では、文殊師利の宝剣はかみそりのように鋭く、つかは黄金、刀身は青鋼で、先端から炎を上げています。この鋭い剣は、批判的分析力を備えた知性を象徴しています。批判的な知恵は、その頂点に達すると、文殊師利の化身である憤怒尊ヴァジュラバイラヴァ(金剛畏怖《こんごういふ》)またはヤマーンタカ(大威徳明王《だいいとくみょうおう》または降閻魔尊《こうえんまそん》)に象徴されるようになります。いずれも、不滅の生命とはすなわち「死の討伐」であるということを体現したものです(第三章では秘密の敵を克服するためにヤマーンタカの助けを借ります)。また、批判的な知恵の幅広さと優しさの一面を象徴するものは、「至高の知恵」を意味するプラジュニャーパーラミター(般若《はんにゃ》菩薩《ぼさつ》)という美しい女性尊です。至高の知恵が悟りを生むことからあらゆる仏の母と呼ばれ、たくさんの手には武器(弓矢、剣、笏《しゃく》)だけでなく経典と蓮華も持っています。

「批判的な知恵がどう猛なのはなぜか」と疑問に思うでしょう。「敵意を持たずに敵と対応しようとしているはずではないか」。その通りです。ところが、敵を作り出す要因となる恐れや怒り、憤慨、憎しみ、復讐、恨みなどを克服するにはどう猛な洞察力が必要なのです。なぜなら、こういった感情はどれも、自分が置かれた状況の現実を誤解することによって生まれるからです。この誤解を突き抜けて真実を見極めるためには、レーザービームのように鋭く容赦ない批判的な知恵が必要になります。

では、自分の状況の現実とは何でしょう。言い換えれば、実際に起こり得る最悪の事態とは何でしょう。敵が自分に及ぼす最大の危険とは。もちろん、敵から侮辱されたり、傷つけられたり、殺されたりする可能性も認めるべきでしょう。こうした結末を恐れることは妥当なことです。健全な恐れは、敵を避けるためのエネルギーを生みます。ただし、武道家のように恐れと怒りを制御し冷静さを保てば、敵を避けるどころかより上手に自分を防御することができます。ひとつの方法は、最悪のケースまでイメージして様々な結末をリハーサルすることです。これは、それぞれの結末について入念に検討する上で意外と役に立ちます。

たとえば、誰かに侮辱されたら怒りたくなります。しかし、考えてみてください。侮辱はそれほどひどいものでしょうか。悪口から受ける痛手は永遠に続くものでしょうか。笑い飛ばすことはできませんか。そもそも、ほとんどの侮辱は誇張にすぎません。私たちは敵が言うほどに悪くはないものです。その侮辱を伝え聞いた人たちへの影響も気にする必要はありません。ふつう、侮辱した人の方が悪く見えるからです。子どもの使う決まり文句にある知恵を見習いましょう。「棒や石なら骨が折れるかもしれないけど、言葉ではちっとも傷つかない！」

では、棒や石、あるいは身体的な危害ならどうでしょう。もちろん護身は必要ですが、もし苦痛を受けたとしても、痛い目にあった上に腹を立てることに何の得がありますか。ダライ・ラマがチベットに住んでいた時代の逸話ですが、ある使用人が先代のダライ・ラマが持っていた古い自動車を修理しようとしました。この修理工は、車の下に潜り込んで作業している最中に、ときどき指をすりむいては腹立ちまぎれに何度も車体の底に頭突きをくらわせたのです。ダライ・ラマは、彼をなだめるためにその行動の滑稽さを示そうとして言いました。「車は何も感じないのですよ！」

怒りは、どんな敵よりも自分自身を傷つけることが多いのです。敵から苦痛を受けただけで十分でしょう。それに、苦痛を危惧しすぎると、恐れが生じて身動きが取れなくなります。すると、あらゆる能力を駆使して敵と向き合うことができなくなり、自分を傷つける結果になってしまいます。こうした事態は避けるべきです。

しかしながらこの際、より過激に、敵が自分を殺すかもしれないという究極の危害を想定してみましょう。私たちは、死について考えることなどめったにありません。敵の手にかからずとも、自分が事故で死ぬ可能性は常にあるのですが、ほとんどの場合、この事実から目を背けて生きているわけです。自分が本当に生きていると実感することを妨げているのは、もしかすると潜在意識の中に絶えず存在する死の恐怖かもしれません。私たちにとって死は何を意味するのでしょうか。死ぬ時に自分に何が起こると思いますか。来世を信じる人は、死後にキリストや仏陀や他の神や天使の祝福を受けて昇天すると思っているかもしれません（地獄へ落ちる可能性を恐れているかもしれませんが、それを避ける確かな方法や救済も見つかっていることでしょう）。無宗教の人は、死んだら消滅し、永遠に意識を持たない無になると思っているかもしれません。そうしたことは起こるかもしれませんが、いずれにしても生きているうちから考えすぎて、自分の過度な不安を敵に利用されては何の得にもなりません。

とにかく、私たちが本当に恐れるものは死そのものではなく、死ぬこと、すなわち深い苦痛を伴うかもしれない移行現象です。もちろん、本来は私たちの本能が全力で自分の命を救うはずですが、死についての私たちの思い込みは、自分をより大きな危険にさらしてしまうほどこの本能を強化してしまいます。恐れで思考が麻痺したり怒りで正気を失ったりすれば、自分の命を救うことも人生を豊かにすることもかえって難しくなります。そうなると、まったく対応できずに無力な犠牲者となるか、反撃しても効果がなく敵を止められないどころか、さらに強力な反動を招きかねません。非現実的な結末に対する過剰な恐れから自分を解放することができれば、自分がまさしく予想した結末を回避するチャンスを高められるのです。マーク・トウェインの名言のひとつに「とてもたくさんの災難を知っているが、そのほとんどが実際には起こらなかった」というものがあります。

私たちが直面した時に恐れるものは、死よりも苦痛です。ありがたいことに、私たちの大半は敵によって拷問されることなどありません。しかし、自分がそれにどう対処するかを想像することは、痛手から立ち直る力を強化する上で参考になり得ます。苦痛に対応するために一番実用的な方法は「自制」でしょう。被害者である自分にも加害者にも怒りを抱かないことです。怒りは苦痛を悪化させるだけでなく、加害者の敵意を煽《あお》るからです。憎しみは苦痛をこれっぽっちも和らげてくれません。悲惨な牢獄に監禁されたことがあるチベット人僧侶たちは、看守らに対する怒りの虜にならなかったことが、生き延びられた理由だとよく言います。怒る代わりに、いま拷問者から受けている痛みのひとつひとつが将来どんな苦痛にも対処できる能力を育てると考えれば、痛みに耐えることが成果に思えるでしょう。さらに、「自業自得」という自明の真実を常識として理解している人や、「カルマ」と呼ばれる進化的・生物的な因果応報の法則を知っている人は、自分が受けている苦痛のひとつひとつが回りまわって将来または来世に敵を苦しませると考えられるかもしれません。いまこの瞬間に、加害者が潜在意識の中で罪悪感にさいなまれていることは言うまでもありません。こう考えると、拷問者への同情を呼び起こすことさえ可能でしょう。十字架にはりつけにされたキリストの「父よ、彼らをお許しください。自分が何をしているか知らないのです！」という祈りが聞こえてくるかもしれません。

敵から受ける危害のほとんどは感情的なものです。ここでも、「痛みなくして得るものなし！」というモットーを応用し、どんな種類の苦痛も役に立てることができます。自分を不当に扱う人たちがいても、彼らを憎むことにエネルギーを浪費しない能力を伸ばすのです。その人たちに怒りを抱かないことを学べば、最大限の防御となる「寛容」を身につけることになります。

寛容で身を守ると、さらに強くなり、立ち直る力がつき、敵が加えようとするどんな種類の苦痛にもうまく対処できるようになるでしょう。

ただし、基本的に敵に対する怒りを克服する上で邪魔になるのは、怒りの後ろ盾がなければ敵に蹴散らされてしまうと思うこと、つまり、怒りが防御になるという発想です。抵抗するための強さを与えてくれるので、それがなければ自分は弱くなってしまうと考えます。しかし、自分の経験をよく顧みてみれば、怒りの使うごまかしが見えるはずです。私たちを興奮させて強くなった気にさせているだけで、実際は判断力を損ね、長続きしない爆発のような形でエネルギーを一気に放出させているのです。神経科学の研究によると、怒りはコルチゾールなどの有害な化学物質を血中に放出し、循環器系に損傷を与えるといいます。

他者に対する敵意を克服することは、降伏ではありません。それどころか、脅かされた時は憎しみや怒りを持たずに敵の攻撃に対処した方が、より効果的に自分を防御することができます。武道の教えでは、相手を倒すパワーを得るには怒りを超越しなければなりません。武道家に言わせると、怒りを持つとバランスが崩れてエネルギーを急激に消耗し、相手からの攻撃を受けやすしてしまうのだそうです。過剰な恐れも怒りと同様に作用します。

攻撃された時に恐れを抱くのは当然のことです。現に、有益な恐怖なら状況に適切に対処する助けになります。自分の安全に対する理にかなった脅威を警告し、前向きな対応を促すのです。それと反対に、身をすくませる被害妄想的な恐怖は、適正な判断をすること、そして揺るぎないエネルギーをもって行動することを妨げます。

競争相手をつぶす

今日の競争はブラッドスポーツ（流血を伴うスポーツ）も同然のものです。しかも、それは競技場やリングの中だけのことに限りません。精神分析理論を研究したカレン・ホーナイは、過剰な競争性は神経症的な人格の特性のひとつだと七〇年も前に述べています。超競争的な人たちの特徴は、（他者と接近しようとする行動、あるいは距離を置こうとする行動とは対照的に）「他者と対立する」行動によって状況に対処しようとすることです。ホーナイの所見は、いまの私たちの文化に非常にはっきりと現れています。極端な「我ら対彼ら」的行動が孤独な世界を作り出したのです。ここでは絶えず新たな対抗者が出現するので、他者をいやしめることで自分の強さを測るという悪循環が繰り返されます。ある年、私は冬季オリンピック大会のアイスダンス競技を観戦しました。あるペアが複雑なダンスを終えようとしていた矢先、解説者が「芸術性が欠けている！」と大声で批判しました。他者の努力を否定することで自分の立場を強化することは、私たちの文化では正常な行為とされていますが、それによって生まれる優越感は空しいものです。それに対し、競争者同士が互いに尊敬し評価し合えば連帯感が生まれます。

かつてインサイト・メディテーション・ソサエティが理事会メンバーのために瞑想リトリートを開催した時、当時のコンサルタントがある演習を考案しました。ふたりひと組に分かれて「ティック・タック・トウ（○と×を並べる三目並べ）」に似たゲームをプレーし、各プレーヤーが自分のポイントを集計するというものです。ほぼ全員がパートナーとポイント数を競うゲームだと理解しましたが、ただひと組だけは、競争せずに協力してポイントを貯めれば合計スコアが誰よりも高くなると思いつきました。各組に勝者と敗者が生まれると仮定した人たちと違い、この協力的なペアは闘わないことを決めたのです。力を合わせてプレーすることを選んだので、他のどのペアよりも高いスコアを達成しました。

競争は人間の自然な生き残り戦略のひとつですが、それが敵意を生む場合には、競争が私たちの人生に及ぼす影響の大きさを疑問視する必要があります。ここで役立つのが「共感的喜び」、すなわち他者の幸福に共感した喜びです。対抗意識を持っていると、他の人に良いことが起こった時はなんとなく自分が劣っているような気がします。もちろんそんなことはないのですが、妬みや羨望が私たちの判断を曇らせるのです。極度の競争心があると、競争に参加していない時でさえ競争しているように感じてしまうのです。

ところが、共感的喜びという考え方で他者の成功を見ると、彼らの幸運について心底から幸せを分かち合うことが可能になります。心の中で「あーあ、この人が成功してしまった。私のものになるはずだったのに！　私がもらうべきだったのに、この人に横取りされた」という独り言をつぶやく代わりに、それが自分の勝利ではないことを受け入れ、他者の成功を喜べるのです。自分にあるものではなく自分にないものを強調する欠乏意識を持って人生に臨むと、自分が欲しいものを持っている他者が敵に見えます。しかし、他者の幸福を喜べるようになると、喜びや充足感はいますぐにつかみ取るべき限りあるものではないことを実感します。これらはその気になれば自然に流れ来る、内なる性質を持つものなので、いつでも私たちの手の届くところにあるのです。

共感的喜びに通じる道は、思いやり、すなわち痛みや苦しみに反応してそれを緩和したいと望む心の動きです。思いやりはエネルギーに満ちており、他者にパワーを与える性質を持っています。仏教僧ニャーナポニカ・テラが言うように、「重いかんぬきをはずし、自由への扉を開き、狭い心を世界と同じくらい大きく広げるものが思いやりです。ずっしりとした無力感を与えるおもりを心から取り去ります。自分の中の低地にしがみついている人々に翼を与えるのです」。〔注2〕自分が競争相手とみなす人の人生を目をこらして見ると、その人が耐え忍んできた困難も否応なしに目に入り、地位や幸運がいかに儚いものかもわかるはずです。敵と考える人と、人間の苦悩というレベルでつながりを持つことができれば、勝敗はあまり重要ではなくなるように思えます。

数年前に私は、ワシントンD.C.の小学校で瞑想グループの指導を行いました。廊下の壁には様々な訓戒が貼り出されていました。「己の欲せざるところ、人に施すなかれ」「公明正大」

仏教について教えを受ける場面を思い浮かべてみてください。どちらの宗教指導者も相手を改宗させたがるでもなく、異なる意見を持っていても互いにつながりを築くことができます。それぞれが自分の伝統や信仰や人民への強い忠誠心を保ちながら、二者択一の排他主義に制約されないとしても良い友人同士なのです。

私たちの思いやりを広げ、「我ら対彼ら」の境界線をなくすための一番の方法は、善意ある行動を起こすことです。ホームレスのための給食施設でボランティアをしたり、隣の家の住人と思慮深い会話をするなどのシンプルな行動でも、自分と表面的に違う人たちとの間にある距離感を緩和してくれます。

利己的な関心事よりも大きな問題に向き合うこと、ジョナサン・ハイトの言う「ミー（私）をオフにしてウィー（私たち）をオンにすること」によって、人と人とのシンプルな接触を通して疎外感を超越するのです。「己を愛するがごとく、汝の隣人を愛せよ」の精神で、隣人のように思える人たちをどんどん増やし、実際に彼らを愛することを学びます。

世界を我らと彼ら、自分と他者に分けてしまうと、「他者」は潜在的な敵でいっぱいになってしまいます。いまは愛している他者も、いつしか敵に変わるかもしれません。自分に何らかの害を与えたり、不快にさせたというだけで、すぐに彼らを恐れたり嫌ったりします。

外なる敵に対処する方法は、相手を同じ人間と考え、相手の視点から自分を眺め、自分の偏見や先入観を意識し、敵も敵自身の偏見や先入観に左右されていると理解することです。付録の二六三～二六六ページに収録した「外なる敵とつき合う」という練習問題は、外なる敵を作り出す方法とそのプロセスを逆戻しする方法を示しています。

結局のところ、外なる敵とは雑念にすぎません。自分に難癖をつけているように見える他者に注意を向けている間は、本物の敵である内なる敵を直視せずに済みます。しかし、敵の憎しみを自分がチャレンジすべき課題と思えれば、自分の成長に拍車をかけ、独りよがりから目を覚まさせてくれる贈りものになるのです。

許しのパワー

どうすれば自分を傷つけた人たちを許すことができますか。自分や家族に害を与えた人たちや、故意に暴力行為を働いた人たちとの確執をどうすれば解決できるのでしょう。許しはどんな場合にも不可欠なものなのでしょうか。それとも、怒りを捨てることや過去を水に流すことができない限り、私たちがどんなに奮闘しても達成することが難しい、いわば精神的な理想なのでしょうか。

　こうした疑問に対する単純な答えはありません。許しについて感傷的になることはやめましょう。許すという行為は、その実、難しく複雑な精神鍛錬になることが多いのです。苦い薬を飲みくだそうとするのと同様に、自分の強い思いが実は自滅的な考え方にすぎない場合は、それを乗り越えることを自らに要求しなければなりません。また、許しというものが義務的で難しい行為であるという印象を与えるのは、私たちがよく「許し」という言葉を命令形で使うからでしょう。たとえば、私たちは許すまで自分を癒すことはできないと言われますが、これは、許しというものがとりわけ失望や怒りといった悪感情の表現と解放を伴うことの多い、深い悲しみの過程であることを忘れているのです。こうしたつらい感情を避けようとしても無駄です。誠意に欠けた対応をしたり、見せかけの許しや時期尚早の許しを与えたりすることは、正真正銘の恨みや激怒よりも心理的に有害なことがあります。

　ドキュメンタリー映画『Forgiveness : A Time To Love And A Time To Hate（許し：愛する時と憎む時）』を監督したヘレン・ホイットニーはこう言いました。「許しはひとつしかないと思っている人が多いのですが、複数形を使うべきです。許される必要がある人の数ほど、たくさんの許しの形があります。私たちには、許しを単一の普遍的に望ましいものにしたいと考える文化的傾向があります。しかし、許しはそれよりずっと複雑です」

　この点を理解することが大切です。他のタイプの癒しと同じく、許しには独自のタイムテーブルがあり、急かしたり操作したりすることは禁物です。自分に「許せ！」と強いることができないのは、自分に「手放せ！」と無理強いできないのと同じことです。自分にできることは、許しが起こりやすい条件を作り出すことなので、まずは自分の状況と気持ちをすべて受け入れるところから始めましょう。自分の苦痛や怒りを正直に認めない限り、それらを捨てられる見込みはありません。許しは自分を犠牲にして他者のために施す無私の行為だという考えになじんだ私たちは、思いやりが自分自身から始まることや、まず自分の傷を手当てしなければ他者へ心を開けるようにならないことを忘れてしまいます。

許しを「無私」と混同し、自分はなぜできないのかと悩む人がたくさんいます。善意ある人たちの多くは、自分の経験を乗り越え、「正しいことをしよう」と努力します。そうするなかで、許しの過程に自分を含めないと他者を許せるようにならないことを発見するのです。許しが自分に向けられた情け深い行動であり、他者へ施す余裕があるから分けてあげるのだと理解すれば、ヘレン・ホイットニーが許しに様々な形があると言ったことの意味がわかり始めます。ひとつひとつの状況がそれに適した解決法を必要とします。もし、私たちが皆自分のなかに完全に私心がなくなり、悪感情などまったく残らなくなるまで待つとしたら、残りの人生で許しを施すチャンスはほとんどないでしょう。その一方で、許しをスピリチュアルな行為であると同時にサバイバル・ツールだと考えることができれば、自分の要求と期待がより現実的なレベルへと下がります。

絶対に許せない行為があるかどうかは別にして、あまりに重大すぎて通常の方法ではそう簡

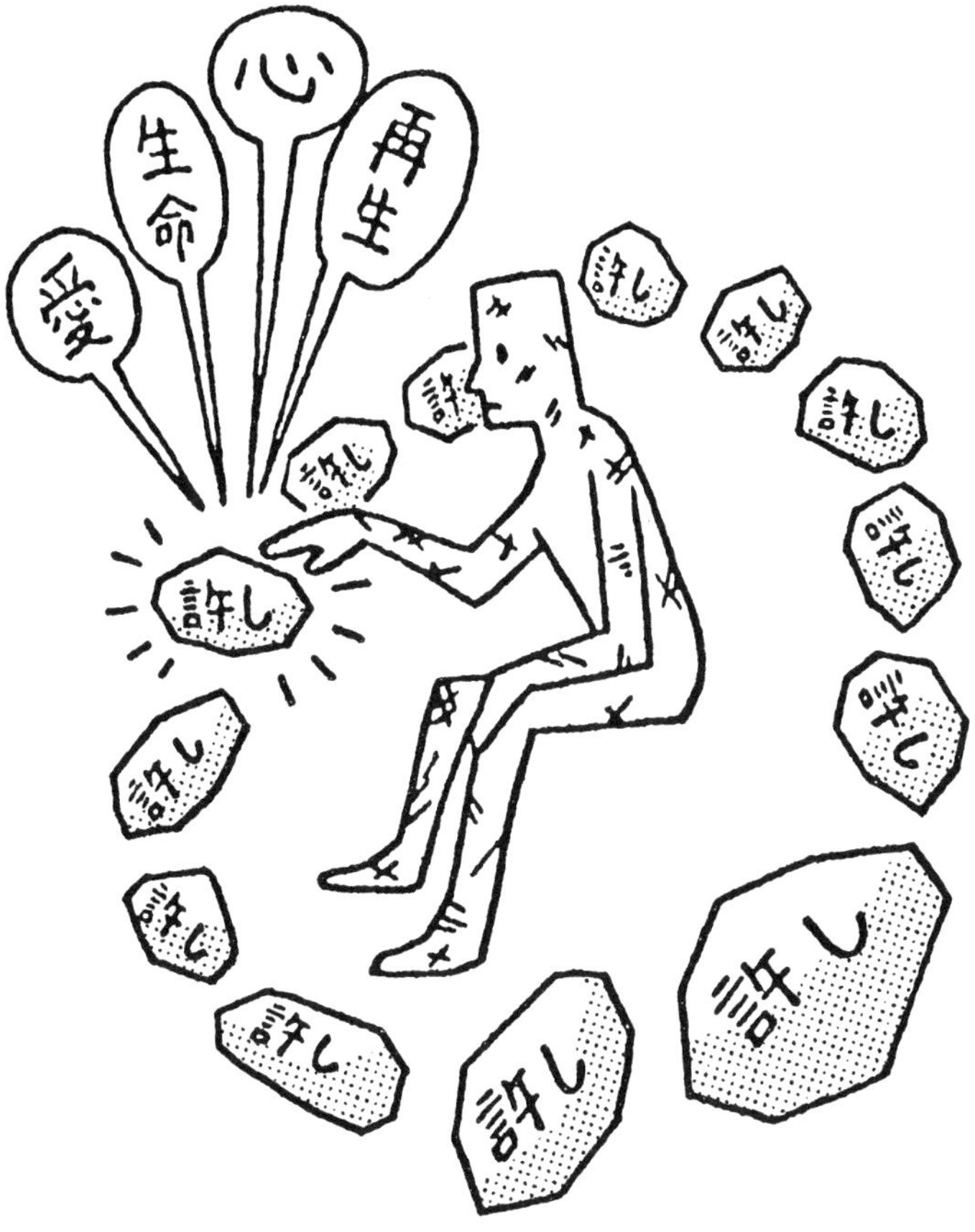
愛
生命
心
再生
許し
許し
許し
許し
許し
許し
許し
許し
許し
許し
許し
許し
許し

単に許せない行為があることは確かです。だからといって、私たちが敵の行為を超越できないわけではありません。ホロコースト生存者のひとりがこう言いました。「自分では絶対に忘れないし、絶対に許しません。でも、自分の子どもたちは人を愛し、憎まないように育てました」

この種のトラウマを経験した後に、憎しみではなく愛を自分の子どもたちに教えようと決意できることは、人間に備わった善性の証です。このように、害悪を越えて前進すると同時に偽りのない悲痛な気持ちを尊重する「許しのコンパートメント化」は、ウサーマ・ビン・ラーディンの死を知ったあるアメリカ同時多発テロ事件の生存者の反応に影響を与えました。アンドリュー・サリヴァンのブログ『ザ・ディッシュ』が次の一節を引用しています。

……最初の飛行機が突っ込んだ時、私は北棟の六二階におり、南棟が崩落した時は（世界貿易センター第五棟の）警察司令本部にいた。私はカトリック教徒でもある。日曜の夜にメッツ対フィリーズのゲームから（テレビのチャンネルを）切り替えて、もうすでに知れ渡ったニュースを大統領が「発表」するのを見た時、複雑な心境にはならなかった。あの悪党は私の友人、同僚、地元ニューヨークの住民、アメリカ人、人類の同胞たちを殺害した。それだけでなく、「慈悲深い、寛容な」アッラーの名を語って、虚無主義を盲信するように何千、何万もの人々をそそのかした。彼がこの世界にもたらした苦痛はまだ清算されておらず、私たちが生きているうちに清算されることはないかもしれない。日曜の夜、私はソファーに座って大きなグラスにアイリッシュ・ウイスキーを注ぎ、私を殺そうとした男の死に乾杯した……。

その後二階へ行き、眠っている三人の子供たち（長子は二〇〇二年に誕生）―を眺めて全員にキスした。それから妻の隣に横たわった。美しい妻は私と結婚して明日で一〇年になり、いま四人目の子を宿している。彼女は、新婚五カ月の夫がタワーに押しつぶされて死んでしまったと長い間思っていた。私は彼女の腹に手を置いて目を閉じ、ウサーマ・ビン・ラーディンがキリストの慈悲の豊かさを知るよう祈った。〔注4〕

私は、暴力によって人生に衝撃を受けた人たちをたくさん知っています。甥を殺された友人、姪を殺された友人、娘を殺された友人がいます。虐待から逃げ出した人、レイプ被害者、子どもの時にひどい性的虐待や暴行を受けた人なども大勢います。彼ら全員から私が学んだのは、敵に対処するにあたり心が閉じて精神が萎縮した復讐者になる必要はなく、自分を不当に扱った人たちを破滅させることに残りの人生を捧げる必要もないということです。彼らは、復讐にこだわるのではなく、変革を促すための活動に身を捧げることによって、子どもたち、女性たち、老人たち、そしてその他の傷つきやすく心細い人たちの役に立つこともできるのだということを教えてくれました。

　たとえば、加害者を苦しめることだけに執着することをやめた後、恵まれない境遇にある人々、深く絶望し、尊厳と社会的サポートを奪われ、誰も気にかけてくれないと信じて他人に当たり散らす人々のために立ち上がった人たちもいます。こういった活動家たちは、自分たちがそうした行動を取らなければ問題に加担し続けることになると言っています。正義の名の下に暴力の連鎖を生み出し、私怨《しえん》と報復に誘惑されていることに気づかないまま反応してしまうからです。

　彼らは、仕返しに人生を捧げる必要がないことを教えてくれたのです。報復したいという強い願望と怒りへの執着を手放すことができれば、思いやりの創造的なパワーを実感する可能性を理解し始めることができるでしょう。思いやりのパワーは私たちを生命、開いた心、再生、そして愛へ向かって突き動かします。これが、敵が私たちの精神的成長を導く師となるゆえんなのです。

注1　Bullying Statistics, http://www.bullyingstatistics.org/content/bullying-statistics.html.

注2　Nyanaponika Thera. "The Four Sublime States: Contemplations on Love, Sympathetic Joy and Equanimity", Access to Insight, 4 April 2011, http://www.accesstoinsight.org/lib/authors/nynaponika/wheel006.html.

注3　"Tolerance over Race Can Spread, Studies Find", The New York Times, November 6, 2008, http://www.nytimes.com.

注4　"Forgiving Bin Laden, CTD", The Dish, May 5, 2011, http://dish.andrewsullican.com/.

第二章

内なる敵に打ち勝つ

人生には、どうしても腹が立ってしまう場面があまりにも多くあります。私たちは、人から攻撃や挑発を受けるという難局に直面した時、恐怖で動けなくなってしまわないように自分を興奮させるしか方法がないと感じます。自分や人に起こっていることに対してがまんができなくなり、怒りを爆発させるのです。強い行動が功を奏し、すぐに思い通りの結果になったように見える時もあります。ただ、そういった場合でも、普通は後になって後悔し、自分の過剰な反応が問題を増やすことになると気がつき、虚脱感に襲われます。相手と友だちになれる可能性を失った上に、より危険な敵になり得る人間を自分の宇宙に追加することになりました。私たちは、人として成熟してゆく過程で怒り癖が生むマイナスの結果とその影響を何度も経験するにつれて、自分の価値観の優先順位を入れ替え、感情的な反応を制御する能力を高めようと決心するのです。自分で制御ができない内的衝動に駆り立てられることに疲れ、自分の強力なエネルギーのしもべではなく主人になるべきであると心に決めます。こうして、私たちは自分の内なる敵と対峙する心構えを固めるのです。

私たちの精神には、数え切れないほどの強力なエネルギーが存在します。たとえば、頭から離れない願望、激しい怒り、執拗な妬み、ストレスを起こす競争心、愚かな虚栄心、頑固な思い込み、独善的な信念などです。こうしたエネルギーには依存性があります。自分の活力や存在感が大きくなったと思わせることによって私たちを支配下に置いた後、すぐに私たちを裏切り、より傷つきやすい状態に陥れるからです。こうした煩悩を意味する仏教用語（サンスクリット語で〝klesha〟、パーリ語で〝kilesa〟）は、「ねじる」とか「悩ます」という意味の動詞の語幹〝klish-〟に由来します。これらは例外なく私たちに害を及ぼすものなので、確実に敵と認めることができます。

そのなかでも、究極の内なる敵と呼べるエネルギーは怒りです。怒りは、想像を絶する破壊力を持っています。私の仏教の師のひとり、タラ・トゥルクは、憎しみによって燃え上がる怒りこそが核爆弾の一番重要な成分であると説いたものです。想像できないほどの物理的破壊を開始させるボタンを押し、キーを回し、引き金を引くように人を駆り立てるものは、怒りへとエスカレートした憎悪の念です。人の行為の重大さを総合的に評価する場合、「思考は行為である」という点を認識することが大切です。思考は、物理的行為の動機となるだけでなく、どんなに微々たる思考でも「それ自体が」物理的行為なのです。それは、物質的な世界に影響をもたらすと同時に、心の中で念じるという行為をした人が転生を繰り返してゆく過程でプラスやマイナスの変化を生み出します。事実、思考が最もパワフルな行為であるというこの洞察に基づいて、世界中のスピリチュアルや心理学の教えは、マイナス思考の影響を減らしプラス思考を発達させるための精神科学を利用しています。

怒りとは、標的を全滅させたいという願望です。私たちは、この破壊的な力のほとばしりのせいで、人に当たり散らすだけでなく、見境なく人の命を奪い、環境を破壊し、敵とみなす人々の暮らしを破壊することさえあります。仏教の教えでは、悟りを開いた人に向けられた一瞬の憎しみが永劫の弊害を生み、その憎しみを抱いた本人を一時期地獄に突き落とすと言われています。

怒りは重度の依存症に似ています。私たちは、この世における自分のあり方や行動パターンとしての怒りに病みつきになっているのです。しかしながら、心の平安を得るためには、憎しみや怒りという潜在的に致命的な衝動を捨てなければならないと認める必要があります。他の依存症の場合と同様に、こうした精神的な衝動から自分を解放することを真剣に決意するためには、それらが持つパワーをよく見極めることが大切です。

まず、怒りにもプラスの使いみちがあるという考えに惑わされてはいけません。たとえば、怒りは私たちが不正に対して立ち上がるきっかけになると思うことです。実際には、不正を改める行動を促すのは批判的な判断力と倫理的な責任感です。正義感から発した行動であっても、怒りを伴うとその効果を失う傾向があります。自らの行為を正当化してしまうことは、私たちが依存性の強い物質を手放せなくなる一因です。たとえばヘロインについて言うなら、末期緩和ケアで使われることもあるので、ヘロイン中毒もそれほど悪いことではないと正当化することもできます。私たちがすべきことは、悪影響がすぐに表れない場合もあるものの、怒りや憎しみは何の役にも立たず、あらゆる意味で全面的に有害だと断定することです。怒りが自分にとって有害であると判断した場合でも、他の依存症と同様に、それを断固として克服しようと決心する段階に到達するためには、克服しようとしているものの正体をはっきり知る必要があります。怒りが発生するのは、度重なるいらだちや不快感や不満が、悪感情の原因になっていると思われるものを傷つけたいという圧倒的な衝動になって爆発する時です。私たちが怒りに支配されると、自分の思考や言動をコントロールできなくなります。この状態では、健康的な解消という意味合いでよく言われる「怒りを発散している」のではなく、自分の激情の無意識な道具になってしまいます。怒りを制御するどころか、その逆に自分が怒りの産物になるのです。もし、誰かを煩わしく感じた時でも感情を自制し、賢明な行動を取れるとしたら、怒りに支配されることを選ぶ人などいるでしょうか。自分の行動を自由に選択しようとする時は、明晰な判断力を維持したいと思いませんか。私たちが激情に駆られて分別を失えば、怒りや憎しみの暴力的な爆発を招くことになるだけです。こうした「正気を失う」ほどの激しい怒りは、自分の感情的なバランスのみならず、その行く手にあるすべてのものを破壊します。

　私たちが、怒りの悪循環を断つ決心をすることによって怒りへの依存癖から自分を解放するための第一歩を踏み出す時、有名なナーランダ大僧院の仏教心理学者であった八世紀のインドの賢人シャーンティデーヴァ（漢訳名は「寂天《じゃくてん》」）の考えが大きな助けとなるでしょう。シャーンティデーヴァは『入菩薩行論《にゅうぼさつぎょうろん》』の著者としてよく知られています。このサンスクリット語の詩で書かれた実用的な仏典は欧米で人気が高く、英語などの西洋語に何度も翻訳されてきました。その寛容と思いやりの教えは、生きとし生けるものへの愛と思いやりを発達させるための仏教方法論の最高峰と考えられています。

チベット仏教の教えは、仏陀の時代から今日まで絶え間なく続く系譜の高僧たちによって受け継がれていると考えられており、シャーンティデーヴァはその系譜で最も雄弁な著者と言えるでしょう。一般的には、現ダライ・ラマ一四世がその教えの系譜の中心的な継承者であるとされています。思いやりに関するダライ・ラマの法話に感動したことがある人は、その生きた教えに出会ったことになります。〔注5〕シャーンティデーヴァは、怒るという行為が飼い主の手をかむことに等しいと説くことによって、私たちの決意を促そうとしました。たとえば、怒りの狂気は、私たちを救おうとする菩薩に怒りをぶつけるようなものだと諭しています。自分を助けようとしている人を罵ることは、明らかに自滅行為です。キリストやメリーやモーゼやマホメットや神に腹を立てるようなものです。言い換えると、すべての美徳の根源と思われる存在に対して腹を立てることになります。

怒りと憎しみは、多くの人々から究極の邪悪とみなされているものと手を結びます。どの文化でも、想像上の悪の化身である悪魔は、悪意に満ちた行為を通じて人を苦しめ悩ませることを生きがいとしています。悪魔が人を傷つけようとする動機が、怒りと憎しみという精神的な衝動で成り立っていることから考えて、怒りと憎しみが邪悪の原因であることは明らかです。あらゆる悪行の源泉なのです。仏教の生物理論であるカルマの法則によると、怒りと憎しみの虜になった人間は、やがて三二種類ある地獄のひとつに転生することになります。身の毛もよだつほど恐ろしい地獄の様子は、様々な文献に詳しく説明されてきました。

怒りと憎しみは、その犠牲者に痛みや苦しみを味わわせたいと願い、その反対に、愛と思いやりは、愛する人たちに喜びと幸せを与えたいと願います。愛は怒りの対極にあり、他者の幸せを熱心に願うことを意味します。しかし、内なる敵を克服しようとしている段階では、まだ怒りへの執着を制御することを学んでいる最中なので、ここで愛を目指すことには無理があります。怒りや憎しみから、思いやりと愛へとすぐに切り替えることができると思うことは現実的ではありません。その中間地点にあるものが忍耐であり、寛容や自制を育て、そしていずれは容赦を育てる場所なのです。自分が害を受けた（あるいはそう思った）時はやはりいらだつものですが、そのいらだちを我慢し、その害や加害者に心を乱されず、報復しようとせず、受けた痛みを許すことさえできるようになると、怒りに捕らわれて自分を見失うことはないでしょう。忍耐は怒りに対する解毒剤であり、憎しみの対極にある愛がその中から惜しみなく生まれます。したがって、内なる敵に対処するために、まず忍耐力を養うことを固く決意しましょう。

怒り

怒りは、自分と他者に対する限りない友愛の心である慈悲の対極にあるものです。怒りと嫌悪は、いま起こっている状況から私たちを切り離すために、攻撃することによって自分を防護するように仕向けます。私たちがこの瞬間に起こっていることを耐えがたいと思い、「こんなものがそばにいることはがまんできない」と考える原因は怒りなのです。

怒りは、罪悪感や恐れ、敵意、焦り、失望、そして不安までと、様々な姿で現れます。そのため、私たちは怒りとそれに対する自分の反応を誤解する傾向があります。私たちは、怒りを恐れる代わりに、その存在を認めることが必要です。その一方で、怒りにまかせた行動、なお悪いことには、怒りに支配されることが悲惨な結果や弊害をもたらすことも知っています。それを知った上で怒りの存在を認めることは容易でありません。しかしながら、私たちが調和の取れた人間になるためには、自分のありのままの感情と反応に対する気づきを養う必要があります。自分で認めたくない感情が起こった場合、私たちはよくそういった感情と距離を置くために自己欺《ぎ》まんという手段に訴えます。怒りのように強力な感情が起こっていることを全面的に認められるようになるまでは、私たちが自己認識を深めることはできないのです。

仏陀は、「怒りは毒のある源から起こり、熱狂のうちに絶頂に達するので、破壊的に甘い」と表現しました。まさにその通りです。ただし、破壊的な甘さは苦痛をもたらします。怒りの爆発から得られる満足感は、すぐに消えてしまうからです。しかし、それに劣らぬ苦痛は、怒りを否定することから生まれる断絶感や孤立感によって自分が周囲の世界から切り離されてしまうことです。私たちは、怒りに圧倒されると、自分を怒らせた人や状況から自分を切り離すことによって苦痛を緩和しようとします。これは、短絡的な反応と激情という牢獄へ自分を閉じ込める孤独への道です。

怒りは山火事のように自らの支えを焼き尽くす、と仏陀は言いました。後に残された自分は、幸せを破壊され、自分が望む居場所からはるか遠くへ置き去りにされます。私たちが怒りに圧倒された時に何が起こるか考えてみましょう。私たちはまず、敵視すべき問題や人や状況を特定し、執念深くこだわります。こうして怒りのなかに迷い込むと、視野が狭くなり出口を見失ってしまうのです。「有為転変《ういてんぺん》は世の習い」ということわざにも表されている諸行無常の法則を完全に忘れ、自分自身と問題は不変である（「いまここにある状態が永久に続く」）と思い込みます。他の選択肢は見えず、目先の不満や痛みを超越する真理を想像することもできずに、無力感を味わい途方に暮れるのです。

しかし、私自身は怒りにも少しは使いみちがあると思っています。私たちが残酷な行為や不正に直面した時、怒りが無関心のもやを晴らしてくれることがあります。自分が内なる悪魔に直面した時は、自分への優しさだけでは心を変えられなかったとしても、憤慨の姿をした怒りが改心を促すこともあるでしょう。自分が無視されたり過小評価されたりした場合に、不満が私たちの目を覚まし、自分を主張する勇気をくれるかもしれません。怒りは、私たちが盲点を見つけ、社会常識の向こう側にある本質を見破る助けになります。ミーティングなどで、怒りを感じた人が権力者に真実を告げたり、偽善を拒否したりすることもあります。すなわち、私たちが独りよがりになったり逆上したりせずに、怒りの真理追求力を利用することを学べば、怒りもプラスの力になり得るのです。ただし、怒りにこうした潜在的な有用性があるとしても、それを上手に利用できることはむしろ例外です。多くの場合、というよりもほとんどの場合、怒りは精神を狭め、心を閉じて、私たちに混乱と苦しみと孤独をもたらします。

気づきの実践は、うまく怒りとつき合っていくための選択肢を広げてくれます。通常、私たちは物語のなかで自分を見失い、怒りと自分を同一視してしまいます。「彼らがこれをしたから、私はあれでやり返そう。私の報復行為が彼らを打ち破る」。あるいは、自己非難へ向かうかもしれません。「私はなんていやな人間だろう。ひどい人間だ。いまだに怒っているなんて信じられない。一〇年もカウンセリングを受けたのに、まだ怒りが鎮まらないなんて。カウンセリングの方法が自分に合わないのかもしれない」

ところが、気づきの力を借りれば「ああ、これは怒りだ。これが怒りなんだ」と素直に言うことができます。こうして自分の心の平静を保つことができれば、怒りを解剖してその本質を見抜くことができるのです。すると、何が見えるでしょうか。様々な成分と条件が複合的に作用して、刻々と変化する怒りの本質が見えます。その本質には、悲しみ、恐れ、無力感、不安など、たくさんの感情が入り混じっています。不快な感情ばかりですが、少なくとも怒りが生きもののようなものだとわかります。私たちがこのことに気づいていれば、表層にある怒りだけではなく、その下にある様々な感情を認めた上で発言したり行動したりすることができるようになります。

怒りの本質を見抜くことは、無常の本質に気づくことでもあります。とても頑丈で不変に見える感情が、実は儚いものであることがよくわかります。そういった感情もいずれはすぎ去るものだと理解すると、それらが私たちの精神を支配する力も弱まります。これは、私たちが反応することに没頭していた時には気づかなかったことでしょう。私たちは、怒りを最初に感じた後に、悔やまれる行動を一五回も繰り返してから突然気がつく代わりに、その瞬間に自分の内面で起こっていることを知る直感的な感受性を高め、気づきを通して自分の反応をただちに調節できるようになるのです。

ではどうすれば、自分のなかの様々な直情的欲動から怒りと憎しみを取り除く決意を強められるのでしょうか。怒りの虜にされ爆発した最初の瞬間にどう感じるか、そして、激情が冷めた後も自分の中にわだかまっている憎しみがいかに不快なものかを、自分でふり返るだけでよいのです。一度怒りに屈服してしまい、憎むことが当然であると思ってしまうと、私たちのエネルギーは絶えずかき乱されます。何かに気を取られて瞬間的に喜びを感じても、すぐに好ましくない人や状況に対する嫌悪感に邪魔され、良い気分が台無しになることがあります。普通なら一緒にいるだけで楽しいはずの孫や親友や愛する人が突然煩わしく思え、彼らの情愛を甘ったるく感じ、一緒にいることが時間の無駄に思えます。これは、私たちの精神が、自分を怒らせた人やもの（私たちの憎しみに満ちた思考の犠牲者）の破滅を企むことに戻りたいと渇望するからです。敵への恨みを晴らせないフラストレーションで気持ちが高ぶり、夜もよく眠れなくなります。

生理的に見ると、怒りや憎しみに満ちた状態はコルチゾールというストレスホルモンの分泌を刺激し、それが組織を破壊して血液成分と循環器系の不調をもたらします。常にいらだちや激しい怒りに満ちて生きている人たちは、高血圧、脳卒中、心臓発作などのリスクが高くなる上に、関節炎によるリウマチにかかりやすくなります。私たちが怒りについて科学的に調べ、激しい怒りが破壊的な感情の元祖であることを理解するにつれて、その強迫的な支配から自分を解放する決意が強まります。シャーンティデーヴァは、怒りと憎しみに捕らわれた精神を「傷ついた」精神と呼びました。なぜなら、怒りと憎しみは私たちの肉体も精神も魂も傷つけるからです。

シャーンティデーヴァによると、私たちがものや人によって一度傷つけられた後に怒りを抱くと、その怒りによって内側から再び傷つけられることになります。加害者への怒りが私たちの中に復讐願望を呼び起こし、心が安まる時がなくなるのです。普段なら楽しみや喜びを与えてくれるもの……愛する人やおいしい食べもの、娯楽、官能的な喜びなども、怒りを覚えた瞬間にその魅力のすべてを失ってしまいます。私たちが心底から腹を立てると、受けた傷を何度も心の中で繰り返し、それと同等かそれ以上の仕返しをする方法を企てるようになります。

怒りは、爆発し燃え上がる火炎に例えられます。また、憎しみはドライアイスのように冷たく凍ることもありますが、相手が近づくと再び爆発します。怒りは、共栄共存であるべき人間関係を台無しにするものです。生活の糧を私たちに頼る人たちでさえ、私たちの怒りに四六時中さらされていれば、彼らの自尊心が嫌悪を感じるようになり、私たちを傷つけたり破滅させたりするチャンスを狙うようになります。

あなたは、愛情深い家族、親しい友人、ビジネスパートナー、冒険仲間などに恵まれているかもしれませんが、彼らにたびたび怒りの矛先を向けていると、本物の親愛感でさえも薄れたり壊れたりすることがあります。私は若い頃に非常に短気だったので、この点は痛いほどよくわかります。兄からいじめられた時、私は、すさまじい怒りをあらわにすることで自分を守ろうとしました。そうするうちに、怒りに依存するようになったのです。ところが私は、兄を怖がらせたり傷つけたりする意図も腕力も持ち合わせていなかったばかりか、実際には兄のことが大好きでした。したがって、私が怒れば怒るほど、私の怒りの表現は哀れなものになりました。依存性の物質とはそういうものです。常用して依存癖ができると、刺激を感じられなくなります。これは究極のごまかしです。怒りや憎しみは、一見役に立ち、強さを与えてくれるように見えますが、結局は私たちをより難しい状況に突き落とし、衰弱させるのです。あなたが怒りと憎しみをそのまま持ち続け、自分の思考をそれらに委ねてしまえば、内側からゆっくりむしばまれることになります。

最近、私はある旧友と会いました。私と考え方が似ており、とりわけ、世界各国の無分別な首脳たちについて同じ意見を持つ女性です。しかし、この友人は彼らへの怒りと憎しみをあまりにも長いこと心に抱きすぎたのでしょう。同じ意見を持つ私に話しているにも関わらず、非難の言葉を大声でまくし立てたのです。この激情の爆発は、彼女の顔を歪め、内面の感情の支離滅裂さを暴露するばかりでした。その美しい顔が激情とやり場のない怒りで燃え上がる様子を見て、私はとても悲しくなりました。彼女も、その暴言を聞かされた人たちも、心苦しい思いをしました。彼女が怒りと憎しみに身をまかせてしまったので、この時取り組んでいた改革のための課題もうまく進まなくなったことは明らかです。大義名分の役に立つことができなくなった彼女自身が、問題の一部になってしまったのです。こういった激しい怒りは、暴力による革命の多くが旧体制よりもひどい圧政者を生む原因かもしれません。

私たちを攻撃する敵は、憎しみや怒りの道具に使われているにすぎません。私たちが怒りを持って反撃すれば、憎しみの悪魔に差し出すいけにえを増やすことになるだけです。敵と同様に私たちも怒りの道具になり下がり、憎しみの悪魔は、私たちがお互いを破壊し合う場面を見物して大いに楽しむことでしょう。怒りと憎しみが関与すると、最後に勝利を収めるものはいつも怒りと憎しみなのです。この悪循環から抜け出す唯一の方法は、怒りそのものが真の敵であるという事実に目覚めることです。怒りこそ、自分が真の友である幸福を見つけるために倒さなければならない敵なのです。

怒りそのものが最大の敵であることを理解すれば、幸せを探求する努力はシンプルになります。敵の首領である怒りは自分のなかにいるので、それを刺激してその根源を見つけた後、どういう形で現れるかを観察して防御策を講じ、その根を断つように仕向けるのです。こうして、あなたはその害悪から自由になります。怒りを少しずつ征服していくことによって、自分が求める幸せに到達できるのです。

これは仏教心理学の画期的な発見です。私たちは、外部の敵、そしてより重大な自分の内的な衝動や欲求を前にして、なす術を知らないという苦悩に絶えず甘んじる必要はありません。自分の激情に屈服し、その言いなりになる必要はないのです。あなたは、以前に自覚しなかったことに気づくようになります。自分の欲動を理解でき、また、その発生源が見えるので、欲動を根源から絶ち、エネルギーを取り戻して、自分に役立つ目的や自分自身や愛する人たちの幸せのために使うことができます。

忍耐

忍耐とは、俗に考えられているような消極的ながまん強さではなく、それよりはるかに大局的な人生観を意味します。人生の浮き沈み、紆余曲折、勝利や悲劇を乗り越えて生き抜き、そして成功するためにはどうしたら良いかを理解する上で必要になるものです。

忍耐力を養うということは、無関心になったり無力感に屈したりするということではありません。「私たちは周囲で起こる出来事に対する統治権を持たない」という基本的な真理を思い出すということを意味します。忍耐は、人生の嵐を乗り切るさなかの穏やかな気づきであり、試練を乗り越える力を私たちに与えてくれます。

仏教の教えでは、この性質を平常心にたとえます。平常心は、自分や他人に起こることや起こらないことを気にかけないという意味ではありません。気にかけることは当然です。平常心とは、人生というものが自分の力のほとんど及ばない喜びや悲しみの連なりから成り立っているということを、私たちに思い出させてくれる知恵の声なのです。私たちには、他者の苦悩を減らし、幸せを増やすために、精一杯の努力をする能力と責任があります。しかし、結局のところ、宇宙は人間の思い通りには動いてくれません。また、何か変化が起こり始めても、自分のタイムテーブルに合ったペースで進むとは限らないのです。このことを受け入れると、私たちの思いやりに洞察が加わり、世界に貢献しようという努力に現実性と持続性が加わります。

私は、ラリー・ブリリアント医師からインスピレーションをもらいました。彼は、一九七〇年代にインドで成功した天然痘撲滅キャンペーンの中心人物でした。未報告の感染地域を発見するために、ヒンドゥー教徒が天然痘の女神の助けを求めに参拝する寺院を回ったり、五〇℃近い猛暑の中でジャングルの村々まで歩いたり、ゾウや人力車の横腹に公衆衛生情報をペンキで書いたり、何千人もの患者に治療や予防接種を施したりしたそうです。世界保健機関（WHO）が一九八〇年に天然痘根絶を宣言した時、ラリーは友人たちに忘れがたい絵はがきを送りました。片面は最後の犠牲者の悲惨な写真、もう片面は彼のスピリチュアル・ティーチャーからの祈りでした。それは、世界中に響き渡った晴れやかな歓喜の賛歌でした。

二、三年前、私はニューヨーク市内を歩きながら、朝のニュースで耳にしたテロ攻撃の予測と、天然痘が憎しみと恐れによって生物兵器に姿を変えてこの世に戻ってくるかもしれないというショックで、頭がいっぱいになりました。突然、ラリーと絵はがきのことが頭に浮かび、自分の生涯で一番人間愛に富んだ成果を上げた事業が脅かされ台無しにされたら、彼はどんなに落胆するだろうかと心配になりました。後でラリーに電話をしたところ、絶滅した病気をテロリストが復活させようとしていると考えただけでも動揺したと言ったものの、彼の驚くべき精神力は不屈でした。彼は私にこう言いました。「一度撲滅したんだから、もう一度撲滅させられるさ」

私たちが、怒りと憎しみから自由を勝ち取ろうと真剣に決心したら、次はそのふたつが精神に作用する仕組みを理解する必要があります。怒りを「大罪」とみなしてただ抑制することだけを求める（一部の仏教宗派も含めた）数多くの宗教の教えと比較して、シャーンティデーヴァの教えが大きく違っている点はここです。単に怒りを抑えよと言う代わりに、シャーンティデーヴァの心理学の実用書は、私たちが怒りの問題全体を深く探り、それが憎しみと手を結んだ時にどう働くかについて自覚を高める方法を教えてくれるのです。より積極的なアプローチと言えるでしょう。

依存癖としての怒りの定義のひとつは、それが我を忘れさせる力を持っているということです。依存性の情熱によって理性と常識が打ち負かされ、精神と発言と肉体がその道具にされると、私たちは我を忘れてしまいます。まず、怒りがどのように生じるかについて、気づきによる自覚を使って観察してください。すると、怒りが前触れなく爆発するわけではないことがすぐにわかります。みぞおちが締めつけられるように感じ、喉がつかえる、胃がむかつく、身体が火照るなどの感覚が起こり、ひどい心地悪さを感じる段階があるのです。肉体的にも精神的にも強い不快感を経験します。こういった精神的な不快感やフラストレーションは、本格的な怒りが生じる前に、嫌なことが起こっているとか、望んでいることが邪魔されているという自覚とともに生じます。この段階では、状況に対するあなたのいらだちが増してはいるものの、まだ理性は働いています。

大切なことは、できるだけ早く思考や言葉や身体で介入し、内部にある不快感を発散させたり、外部の状況に精力的に取り組んだりすることです。もはや力強く効果的に行動すべき時であり、自分の不快感を抑えようとすべき時ではありません。この時、あなたの自覚は鮮明になる傾向があり、怒りが発生する過程においてその原因について健全な判断ができるので、フラストレーションが怒りとなって爆発する前に効果的な行動を取れるチャンスがあります。

外部の状況について何かできることがあれば、ただちに力強い行動や言葉で実行しても良いでしょう。その時の断固たる行動は、怒りによって煽られたように見えるかもしれません。しかし実際には、あなたはまだ怒ってもいなければ、自制心を失ってもいません。気づきを保ち、自分が反応によって乗っ取られる前の一瞬を見定めれば、落ち着いて慎重に的を絞ってエネルギーを発揮し、武道家の的確さとしなやかさをもって対処することができます。もしも、外部の当事者に効果的な影響を及ぼさせないために身体や言葉で介入できない場合は、自分自身の不快感やフラストレーションを解消することに心を向け、その状況に対して精神的な免疫を作ることにエネルギーを使いましょう。自分が傷つけられた時、腹を立てたり、怒りを抑圧して氷のような憎しみを内部にため込んだりせずに、自分を内側から新たに進化させるためにその痛みを利用するのです。自分の精神を寛容さの発達に向けること、加害者の立場になって考え、彼らが加害者になった原因、すなわち、彼らが怒りと憎しみに溺れてしまった原因を理解するために彼らの境遇について理解を広げること、そして、自分は腹を立てて他者を傷つけるようなことは二度としないという決意を固めること、という三つの方法を実践することを誓います。

あなたが外に向かって積極的に働きかける時は、コントロールを失ったり過剰反応したりするよりも、理性を持って自分のエネルギーをコントロールした方がより効果的です。あなたが何をしても結果を変えることができず、最終的に最悪の結果になる可能性は常にあります。その場合は、自分の内面へ向き直り、自分の精神に働きかけることができるのです。

どんな結果になった場合にも欠かせないことは、明るさを失わないことです。それは、自分が激しく動揺してきた時に作り笑いをしたり、不快感とフラストレーションを抑え込んだり、不自然なほど陽気にふるまったりするという意味ではありません。そういったアプローチは決して成功しません。あなたの介入が効果を上げる可能性がまだある間に、状況を変えるためにきっぱりと行動しましょう。そうすれば、自分の意志を通すために十分な力強さはもとより、必要ならば攻撃性でさえも発揮することができます。ただし、外的な行動が取れない場合や、状況が手に負えないほどひどい場合、あるいはあなたに介入の力がない場合は、自分の内部に働きかけてその状況に対する認識を変え、反応しないように努めてください。

「では、自分の思い通りにならない状況についての見方を変えるためには、どうすれば良いか」という疑問を持つかもしれません。それにはいくつかの方法があります。たとえば、自分が恵まれた点を考えて気持ちを紛らわせること、つまりこの状況はまだましな方だと考えることです。あるいは、自分を悩ませている事柄をより深く考え、自分の解釈が正しいのかどうかを問うことです。解釈は常に潜在意識のレベルで働いているので、客観的な事実に見える事柄でさえも、自分特有の見方の影響を受けています。より現実的な見方をするためには、実際に起こっていることに対する自分の確信を批判的な検証によって和らげるのです。すると、そのことに対する自分の感情を変え始めることができます。自分の期待や願望がくじかれたという一見不利な状況を、自分に有利な方向に変える方法を見出す余裕ができるのです。これは、自分のなかに寛容と強さを育てるチャンスです。問題のありかについての自分の確信を見透かすと、現状を別の角度から眺めることができ、不利な状況を挑戦として受け止めることができます。少なくとも腹を立てても状況は改善されず、不満や失望が増えるだけであることを悟るでしょう。

あなたが自分の依存癖に取り組む場合、方法は何であれ、自分の現状認識を変えるということが極めて重要です。薬物依存症の人は、薬物が悪感情を緩和してくれるという考え方に引き込まれますが、怒りも、あなた自身の役に立つエネルギーとして姿を現します。自分のなかの思考として話しかけてきます。「気に入らない、とんでもない状況だ！　怒りを爆発させよう。燃え上がった怒りが障害物を焼き払い、状況を打開してくれる」。こうした解決法は過去に成功したことがあるかもしれませんが、いま重要なことは、あなたが経験している痛みについて他にどんな取り組み方があるかを見出すことです。

生まれながらに輝く精神

仏陀は、ある美しい教えの中でこう言いました。「精神は生まれながらに輝いている。光を放っている。人は、到来する諸勢力のせいで苦悩する」。仏教の教えについて、私がいつもすばらしいと感じてきたことのひとつは、その包容力です。仏陀は、精神が輝いて純粋な人もいればそうでない人もいるとは言いませんでした。誰もが輝く純粋な精神を持つと説いたのです。また、到来する諸勢力のせいで悪人になるとは言いません。諸勢力のせいで人々は苦悩すると言ったのです。

私たちはそうした勢力をよく知っています。怒り、欲、執着、妬み、恐れなどです。そうした勢力が台頭してくると、私たちは全権を引き渡してしまうことさえあります。そして、自分を占拠され、主導権を握られ、現在と将来の自分がどういう人間なのかという意識までも決定されてしまいます。あるいは、そうした勢力の到来に恐れや不満を感じ、またもや侵入者をうまく取り締まれなかったことに失望します（実は、取り締まることなどできないのです）。

マイナス勢力の到来による占拠を許しても、あるいはそれらを追い返しても、私たちは苦悩することになります。こうした勢力に包囲されると、その不健全な精神状態に私たちの精神が共鳴し、自分の悪感情を他者に投影して外部に敵を作り出します。あるいは「自分はとても嫉妬深い人間で、それは永久に変わらない。そういう人間なんだ」といった考えを持つことによって自分自身を敵に回してしまいます。押し寄せる勢力に屈服してしまうと、私たちは自分自身に関する選択権を失い、マイナスの精神状態に閉じ込められてしまうのです。

次にマイナスの勢力（たとえば恐れや怒り）が押し寄せてきた時は、別の視点を試してみてください。それを敵とみなして拒絶したり、それを受け入れた自分自身を拒絶したりする代わりに、それを単なる苦悩であると考えましょう。すると、あなたと恐れや怒りとの関係が大きく変わり、思いやりに根ざしたものとなります。自分の思考や感情によって圧倒されることを避けるのと同時に、それらに対して敵意を持たない精神を育てることができます。

思考の癖への依存は、薬物やアルコールや食べものなどの物質への依存や、賭け事やセックスなどの行動への依存よりも微妙なものです。思考癖は、自分自身の性格が発する命令のふりをして現れるので、なおさら抵抗しがたいのです。怒りに依存した人は、怒りをあらわにした時の快感や高揚感とともに、怒りにまかせて行動した後で事態がさらに悪化してしまった時の忌まわしい落ち込みを経験したことがあるはずです。ところが、怒りの誘惑を感じると、快感を味わえるという期待に心を奪われ、こうした経験を無視してしまうかもしれません。まさにこの瞬間が、怒りを敵と認識することが極めて重要になる時であり、怒りを手なずける練習を始める時なのです。自分の怒りを排除するという決意に立ち戻ることが肝心です。

この点については、ユーモア（怒りとの戦いで常に効果的な武器になります）も交えたシャーンティデーヴァの名言が的を射ています。「自分で何とかできることなら苦悩しても仕方がない。どのみち自分では何もできないことなら苦悩しても仕方がない」

言い換えると、どんな場合も苦悩する理由などないのです。不満を感じたら、腹が立つ前にその状況に介入し、しかも、喜びに満ちたエネルギーを持って明るく行動しましょう。自分の外部に打つ手がない時は、自分の内部に介入し、不満感に敵意を追加することにより苦悩を増やすことはやめようと自分に言い聞かせましょう。

ここに、怒りに対する賢明な心理的洞察に基づいたアプローチと、怒りの発現を抑えることを主眼とする従来のアプローチとの違いがあります。特に女性は、怒りや攻撃性を抑えるように育てられ、社会化されます。それと同時に、様々な面で抑圧され、絶えず不満を抱えて生きていることが多いのです。西洋文化は進歩的なはずですが、女性の地位はいまだに男性より低いため、より高い意識を持つ女性たちは、こうした現状に怒りを持つことは当然だと感じています。したがって、重要な問題は、女性が怒りを抑えるべきか、表出すべきかということではなく、自分自身や自分の考えを擁護する必要が生じた場合にどれだけうまく自己主張できるかということです。女性が何か悪いことを目撃した時、あるいは、良いことをしようという努力が妨げられた時、礼儀や人の気持ちに配慮して自分の反応を抑えてしまう場合がとても多いのです。すると、怒りが我慢できないほど強くなり、爆発するかもしれません。その段階に達してしまうと、彼女たちの行動は厄介な逆反応を誘発するでしょう。まだ冷静さを感じている間に断固たる行動を取ることが一番効果的だという知恵は、男女を問わず役立つものなのです。

私の妻は、このスキルの達人です。私は、仕事場で起こったことに動揺し、話を聞いてもら

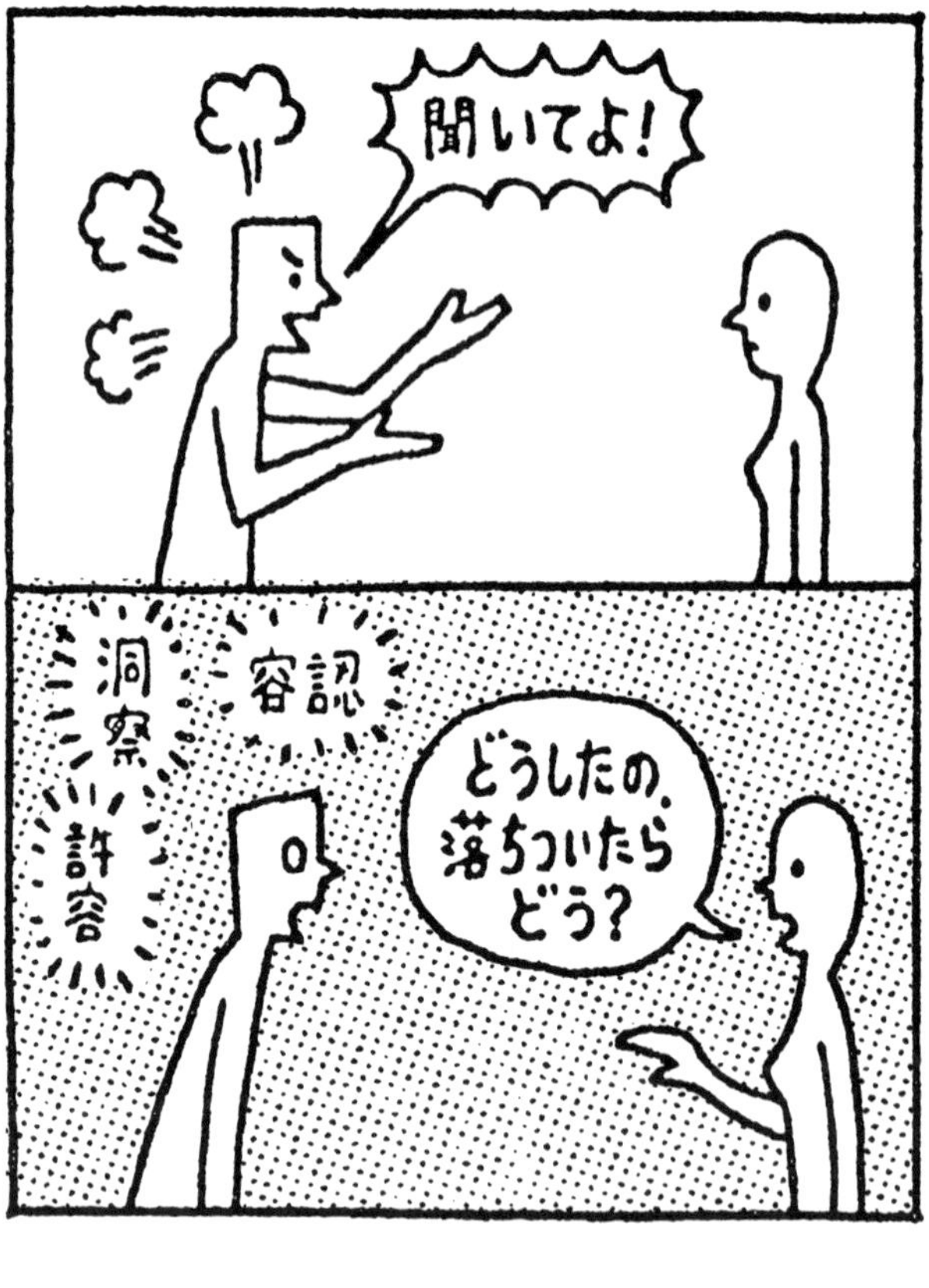
聞いてよ!
洞察
容認
許容
どうしたの、落ちついたらどう?

おうと意気込んで帰宅することがあります。すると彼女は、何かをしている手を休めて私を見上げ、「ふたりして怒り出す前に黙ったらどう？」という類いのことを言います。この反応のおかげで私は我に返り、話を聞いてもらえないことにはムッとしますが、その代わりに自分をリラックスさせ、笑って心の平静を保つことを学びました。そもそも、私を動揺させる出来事はささいなことばかりです。もし、妻が私と同じいらだちを覚えるまで話を聞いてしまえば、私の対処の仕方に欠点を見出し、興奮した口調で指摘したかもしれません。そして、今度は私たちの間で口論になり、その元になった出来事をいたずらに最初から最後まで再生するはめになったでしょう。その代わりに、彼女のおかげで私は自分を動揺させたものを手放し、明るさを取り戻すことができたのです。こうして私たちは、常に明るく元気でいようという深遠な教えを守ることができます。

シャーンティデーヴァは、怒りという内なる敵に対抗するために三種類の忍耐を養うことを説いています。許容する忍耐、洞察する忍耐、そして容赦する忍耐です。

許容する忍耐

私たちは、強さや健康や知性を養うために、勇敢に歯を食いしばって苦しみや痛みをがまんすることがあります。これが、「虎穴に入らずんば虎児を得ず」という格言が意味するところです。私自身を例に取れば、脚を鍛えるためにやっとの思いで一マイル（約一六〇〇メートル）走ったり、身体を柔軟にするために痛いヨガのポーズを続けたり、外国語をマスターするためにひとつの単語を何度も繰り返したりします。どの場合も、不快感どころか苦痛でさえ喜んでがまんできます。これはマゾヒズムではありません。私の意図は痛みを生み出すことではなく、目的を達成するために自ら進んでそれに耐えることです。これが許容する忍耐です。爆発を起こす閾値《いきち》をどんどん高くしてゆくことで、怒りに対抗するのです。

私たちは、痛みや不満に対する過敏な反応から自分を守る必要があります。時には、努力しなくても自然に幸せな気分になれる状況もありますが、人生には自分をいらだたせることの方が多いものです。物事は、失敗に終わったり、壊れたり、私たちと衝突したり、期待を裏切ったりします。人々はいつもそれぞれの思惑を持ち、私たちを喜ばせる方法を知らないことが多く、また、喜ばせようとして逆の結果に終わることが多いのです。私たちが、苦痛でさえも幸せの原因になり得るという考え方を身につけることができれば、喜びからより大きな幸せを得られることは言うまでもありません。しかし、この効果を達成するためにわざわざ苦痛を生み出す必要はありません。ふだん通りの生活をするだけで十分な苦痛を見出せるはずです。

残念なことに、幸せになるよりも苦悩する方がはるかに簡単です。苦悩の原因は、幸せの原因よりもたくさんあるからです。プラスの防御策を講じない限り、私たちはより苦悩する運命にあります。したがって、論理的に考えると、普通なら苦悩の原因となることを幸せの原因に変えてしまえば、幸せを増やせるはずです。このことを念頭に置いて、苦悩を経験した時は、苦々しい思いでそれに浸るのではなく、苦しみを乗り越える精神を育てるために利用してください。完全な自由を目指すこの精神は、長期的に本当に確かな幸せを達成するために、うわべだけの快楽や束の間の幸せをあきらめることを厭わないのです。

ただし、その地点に到達することは口で言うほど簡単ではありません。いったいどうすれば苦悩の原因を幸福の原因に変えられるのでしょうか。そのためには、目標を変えることが重要です。真の幸せというものを想像してみてください。自分の過去の経験のうち苦悩から解放された瞬間を思い出し、それを千倍にしてみましょう。

ところで、そもそもそうした解放が存在すると言ったのは誰だったのでしょう。それは仏陀であり、キリストであり、何世紀もの間に出現した多くの偉大な宗教者や哲学者たちでした。

では、どうすれば達成できるのでしょうか。答えは、あらゆるものに対する自分の反応を変えることです。すなわち、ありきたりの快楽に興奮しすぎることをやめると同時に、苦痛を感じた時はそれを利用して寛容を養う努力をします。寛容は、苦痛に対するいらだちから自由になるための小さな第一歩です。この寛容を、日常生活のプレッシャーの下で強さを増していく真の忍耐へと育て上げるのです。不快感を許容することが私たちに我慢する能力を与え、それが周囲の環境の影響から私たちの内面を解放し、本当の幸せを可能にします。束の間の快楽を経験するためではなく、超越的な無執着に至るために忍耐力を養うのです。超越的な忍耐とは、あらゆる種類の苦悩に対する恐れから解放されることを意味します。どんなことが起こっても動じません。これが唯一長続きする幸福です。

人間は、非常に高い適応能力を備えているおかげで、物事に慣れることができます。ほとんどの物事に対して耐性を高めることができ、一見がまんできそうにないことでも、ゆっくり少しずつ量を増やしながら、繰り返し慣らすことによって、そのうち耐えがたいと感じなくなります。かゆいところをかくと、かゆみが強くなったりヒリヒリ痛んだりしますが、かかずに我慢できれば、かゆみはそのうち消えてなくなるものです。

私たちはふだん、日常生活で遭遇する不快なことや、自分ではどうすることもできない事柄にさえ不満を感じます。日頃のささいな不平不満が蓄積し、怒りとなって爆発することもあります。雨を嫌い、風を罵り、病気にかかったとか、暴行や事故に遭遇したと言っては、身を震わせて怒るのです。極度の苦悩に直面すると、神や仏やキリストや運命や親に向かってこぶしをふり回します。そうすることが何の役に立つのでしょう。私たちの不満や怒りという反応は、自然や神の力には太刀打ちできず、人力の及ばない状況を変えることもできません。そうした反応は、すでに感じている苦痛やプレッシャーに内的な苦悩とストレスを追加するだけです。その代わりに、プラスの癖の威力を利用すると、怒りにまかせて反応するマイナスの癖に対抗し、手に負えない状況にうまく適応することができます。

苦悩を敵に回す

苦悩を敵に仕立てることは簡単です。私たちは、感情的・肉体的な苦痛の真っただなかにいる時、人間が避けて通れない条件を突きつけられると、その場から逃げ出したくなります。私たちには、苦悩に襲われると抵抗するという習性がありますが、それでは痛みは増すばかりです。他者の人生の苦悩が近づいてきた時は、できるだけ避けた方が良いかもしれません。困っている人に共感し、親切にしたいと思うことは自然な衝動であるとは言うものの、それが思ったより難しい場合もあります。他人の苦悩を取り除く方法を知っているとは限らず、また、実際にはできない場合の方が多いのです。したがって、唯一自分にできることは苦悩に寄り添い、気を配ることですが、これも必ずしも容易ではありません。私たちは、人の苦悩を見守るという重責に直面した時、困っている人たちから目を背けることがあります。自分の無力さにおじけづき、罪悪感や不安感に圧倒されることなくただ苦悩の存在を許すという難題に恐れをなすからです。

愛を持って自分自身に寄り添えるようになるまでは（内なる魔物を目前にして優しさと信頼を持ち続けられるようになるまでは）他人の痛みを見守ることは難しいでしょう。彼らの要求をはぐらかしたり、ありふれた慰めの言葉を口にする以外は距離を置こうとしたりする自分に気づくかもしれません。「すぐに気が晴れるさ」とか、「これは良い教訓ですね」とか、「試練があなたを強くする」などの言葉です。この点について、ある友人がエイズ危機の初期に起こったことを話してくれました。ヒーリングサークル（参加者が輪になって癒しを願うこと）の最中に、あるボランティアが笑顔を浮かべてニューエイジの決まり文句を唱えました。「自分が望まなければ誰も自分に苦しみを与えられないことを思い出そう！」こうした空虚な言葉を聞いて、全身をカポジ肉腫の病斑で覆われた男性が怒り出しました。この瀕死の患者が立ち上がって、怒りを爆発させたのです。善意はあるものの無知な人たちが彼を励まそうとする代わりに、周りにいる人たちが痛みと一緒に座ることを学ぶまでは、彼の孤立感と孤独感は消えません。甘ったるい嘘など、彼には無用でした。この苦しみの中にいる男性は、自分の危機に直面し、他の何よりもシンプルで誠実で勇敢な存在を切望しました。両目を大きく見開いて立ち会ってほしかったのです。

私が似たような状況に出くわしたのは、半年前に身近な人を失ったという女性が相談に訪れた時でした。彼女は、友人たちがもどかしそうな様子で、「そろそろ悲しみを乗り越えるべきだ」とほのめかしていると打ち明けました。「私の友だちは皆恵まれた人生を送っています」とこの女性は言いました。「彼らには、悪いことなど起こりません。私のことを、彼らの『ソト』にある何か不愉快なものの象徴のように見るようになりました」。事実、彼女の苦悩を口実にして、友人たちは自己防衛のために彼女を仲間はずれにしました。彼女を自分たちとは違う「他者」、不幸につきまとわれる人たちのひとりに仕立てることで、自分たちと人間の条件との間に、いわば見せかけの安全という泡を挿入したのです。

もちろん、彼女の友人たちの人生がそれほど完璧だとは思えません。これまでの経験から言って、誰でも人に言いたくないことが扉の向こうでたくさん起こっているものです。ところが、彼女にそうほのめかす代わりに、自分で予期しなかった言葉が私の口をついて出ました。「新しい友だちが必要ですね」。私は言いました。「それより、私の友だちを紹介しましょうか。彼らは皆傷だらけですから！」

これは必ずしも事実ではありません。私の友人たちが大半の人たちより傷だらけだということはありません。彼らも私も、自分の苦悩を正直に認めることに慣れているというだけです。人は誰でも日常的に問題にぶつかります。未解決の問題、漠然とした恐れ、根深い不安感、深い悲しみなどです。どれも悪いことではありません。それよりも問題となることは、つらい経験をするのは自分に悪いところがあるからだという考えや、自分が完璧な、賢明な、したたかな、あるいは幸運な人間になれば二度と苦悩しなくて済むはずだという考えにしがみついていることなのです。私たちのエゴが、こうしてありきたりの痛みを苦悩という敵に仕立てるからです。

拙著『Faith（信じるということ）』の中で、私は子どもの頃の自分の苦悩について書きました。父の精神疾患、九才の時の母の死、その後に感じた孤立感と絶望などのことです。ボブ・サーマンが読後に私に言いました。「自分が経験してきた苦悩を決して恥じてはいけない」。この言葉に私は衝撃を受けました。その瞬間に、自分が知らないままたくさんの恥を持ち歩いてきたことに気がつきました。ボブはさらに、彼が一九六一年に事故で片目を失った経緯や、その体験が彼の人生の焦点をより深遠な真実の追求へと向け直すことにどう役立ったかを話してくれました。彼の師であるモンゴル人僧ゲシェ・ワンギェルが後に言ったそうです。「自分に起こったことを決して恥じてはいけない。あなたは片目を失ったけれども、知恵の『千眼《せんげん》』(慈悲によって人々を苦しみから救おうとする千手観音の千本の手についている千の眼)を得たのだから」。この態度で臨めば、私たちは不運を励みにして覚醒に向かうことができます。

周りの人たちを眺めてみると、プレッシャーや痛みに負けず勇敢に行動する人もいれば、それほど難しくない事態でもくじけてしまう人もいます。私たちが勇者をたたえ、臆病者をさげすむ習慣は、自分の勇気を養うことを固く決意する動機となるでしょう。これは、兵士が受ける訓練とよく似ています。新兵は、戦闘に備えるために多大な困難を乗り越えます。それが、危険な戦場で生き延びる最大のチャンスを彼らに与えるからです。

あなたの戦いの相手は、精神の常習癖、とりわけ怒りへの依存癖です。大きな戦いに勝利しようとする時、深刻な打撃を何度か被ることは避けられません。怒りは、あなたを道具にして、あなた自身だけでなく周りの人たちすべてを打ちのめそうとします。あなたが怒りから離反すれば、怒りがあなたを攻撃してくると想定すべきです。そして、決意を固め、強く抵抗しましょう。他の敵と同様に、怒りもあなたを苦しめようとして攻撃してきます。しかし、あなたが腹を立てたり個人的に受け止めたりせずに苦悩を許容することを学んだなら、怒りがどんな攻撃を仕掛けてきても防備は万全です。あなたを味方に引き入れることも、激怒させることもできません。この大いなる忍耐と内なる寛容に守られた場所で、あなたは自由への道を見つけます。

怒りという敵との戦いにおける英雄的な行為は、戦場での英雄的な行為にたとえることができます。怒りや恐れやその他の精神的な依存癖は、相手にとって不足はない敵であり、それらを打倒することが自由という真に価値ある成果をもたらします。あなたが戦いの中で受ける痛みを乗り越えなければ、そういった精神的な依存癖は克服できません。真に英雄的な行為は、ありきたりの自己中心的な人生の関心事ばかりか、死の恐怖でさえ超越するのです。怒りを糧にする兵士は怒りの手先になり、彼らを戦場に駆り立てる怒りによってすでに自由を奪われています。

私たちは、怒りの克服についての理解と経験を駆使することによって、苦悩全般に対する自分の態度を変えることができます。苦悩は人格を鍛え、虚栄心とおごりを克服する上で役に立ちます。そして、苦しんでいる人々に共感し、彼らの境遇に心から同情する能力を私たちに与えてくれるのです。こうした態度を持たなければ、幸福に欠かせない鍵である思いやりを育てることはできません。逆説的ですが、私たちが他者の苦悩の克服を手助けしようとするほど、自分自身の苦悩に気を取られなくなり、自分の幸せが自ずから大きくなるのです。

しかし、私たちはできることなら苦しみたくありません。だからこそ、苦悩の原因を調べてみようという気になり、その調査の中で、自分のマイナスの行動と態度が本当の敵、苦悩の本当の原因になっていることを何度も発見します。少なくとも、そういった原因は自分でコントロールできるものです。このように、私たちがマイナスの態度や行動を避けたいと考え、できるだけプラスの態度や行動を増やそうという気になるのは、苦悩のおかげなのです。

あなたがこの点をしっかり理解すると、忍耐の第一段階、すなわち、苦悩を許容する境地に到達します。これは、意識的に苦悩する訓練や、超越した自由を目指して苦悩を利用するスキルを身につけることによって達成できるものです。また、虚栄心やおごりに対抗し、苦しんでいる他の生きものに共感し、彼らの苦悩を分かち合い、苦悩からの解放と幸せを願うことができるようになるために、苦悩をどのように利用すれば良いかということも、あなたの忍耐力を伸ばす戦い、怒りを制圧するための戦いの中で発見したはずです。

大空のごとき精神

仏陀は、思いやりについての教えの中で、「あまりにもたくさんの愛に満ちているので空のように見える精神」を育てることを奨励しています。あなたは、大空のように無限で、のびのびとして、自由で開放的な精神を想像できますか。精神と心の広さは、くじけない魂の基本要素です。それは、日常的に起こる成功や失敗に影響されないタイプの福利《ウェルビーイング》をもたらします。無条件の福利は、痛みを取り除く代わりにそれを知恵と愛で包み込みます。この積極的な種類の幸福は、苦悩の解毒剤です。そして、いつでも、どんなにありえない状況でも、私たちの手の届くところにあります。

アメリカで最も警備の厳重な刑務所のひとつが、アラバマ州バイブル・ベルト（複数の南東部の州にまたがる保守的なキリスト教徒が多い「聖書地帯」のこと）の中にあります。そこで起こっていることを見てみましょう。（注6）バーミンガム郊外にあるウィリアム・E・ドナルドソン刑務所には、同州のうち最も凶暴で精神的に不安定な男性の囚人たちが服役しています。合計一五〇〇人ほどの囚人の約三分の一が仮釈放のチャンスがない終身刑に服し、独房のうち二四室は死刑囚用に確保されています。ここでは、受刑者同士の暴力と受刑者による職員に対する暴力が昔から横行していました。実際、一部の棟では、食事を配る職員の安全のため、独房の扉についた細い金属製の箱を通して食事が出し入れされています。

収容棟での生活は厳しく暴力的ですが、体育館の中は別世界です。ここは、毎年三回、一〇日間にわたるヴィパッサナー（観行《かんぎょう》）瞑想を行うホールに変貌します。三日間のフォローアップ・コースは年に一回開催されます。この期間中、三〇人前後の囚人が朝四時に起床し、夜九時に就寝し、その間の一七時間のほとんどを瞑想をして過ごします。S・N・ゴエンカのプリズン・トラスト（ヴィパッサナー瞑想による受刑者更正支援団体）に所属するボランティアの指導の下、参加者たちは厳格な菜食を実践し、禁煙し、読み書きを控え、完全に無言で生活します。指導者と時々面接をする以外は、自分自身の内面的な対話や身体や精神に起こっていることの観察が唯一の「会話」です。

「眠りから突然たたき起こされたように感じる囚人もいます」。指導者のひとり、カール・フランツがNPRラジオ『モーニング・エディション』のレポーターに言いました。「人の精神は皆パンドラの箱のようなものですが、重罪を犯して服役中の三三人が自分自身の過去や精神、記憶、後悔、過酷な少年時代、犯した罪などと向き合えば、様々なことが噴き出してきます」

しかし、彼らに起こる変化には目覚ましいものがあります。「ヴィパッサナー瞑想を始める前の自分は……きっとこの刑務所で一番怒り狂った男だったと思う」。グレイディー・バンクヘッドが言いました。彼は、死刑執行の数時間前に終身刑に減刑され、死刑囚監房から移された殺人犯です。彼には怒る理由がありました。三才の時、母親がすぐに帰ってくると言って彼と弟を農場の家に残したまま出て行ってしまったのです。母に再会したのは死刑囚となってからでした。その間、弟は亡くなりました。瞑想は、バンクヘッドが自分の怒りの原因を探るために役立ちました。いまでは、やりがいのあるこの瞑想コースを他の囚人に勧めています。「自分たちが過去に犯してきた悪事から、一種の平静を人生に取り戻す必要がある」とバンクヘッドは言います。別の囚人が同調して言いました。「瞑想のおかげで自分の人生が変わりました」

瞑想する囚人たちと同様に、私たちも絶え間ない動揺や不安や後悔に悩みながら生きる必要がないことを理解できるようになります。いまは自分で建てた刑務所に監禁されているかもしれませんが、自分を釈放し、大いなる安らぎと静けさと喜びを持って生きることが可能なのです。

思いやりの実践は、自分たちが怒りや不運だけでなく苦痛さえも乗り越えられることを教えてくれます。私たちは、苦悩を経験したからこそ、この世界をより良くしたいと願い、臆病さや曖昧さのない行動を取れるのです。私たちの人生観が、抑えきれない道徳的な力に支えられて大きく広がります。

数年前、私は公民権運動家のためのトレーニングセンターであるハイランダー・フォーク・スクールの創設者、マイルス・ホートンに会いました（ローザ・パークスは、歴史的なバス起立拒否事件を起こす数カ月前にこの学校のコースに出席しました）。マイルスが私の職業を尋ねたので、慈悲の瞑想を教えていると言うと、こう話してくれました。「ああ、マーティー（マーティン・ルーサー・キング・ジュニア）がよく『皆を愛さなきゃだめだ』と言ったもんです。私が『いや、愛さない。愛する価値がある人たちだけ愛することにする』と答えると、マーティーは笑って、『いや、いや、いや、皆を愛さなきゃだめだ』と言うんですよ」

マイルスがこの話をすると、「ほら見たことか。キング牧師は暗殺されただろう」と言う人たちがいるそうです。まるで因果関係が存在し、キング牧師が皆を愛そうとしなければ殺されなかったとでも言うように。しかし、彼が意地悪で狭量で憎しみにあふれた人だったとしたら危害から身を守れたはずだと信じる人などいるでしょうか。

洞察する忍耐

あなたが、がまん強さを養うことによって許容する忍耐のレベルへ到達したら、次は気づきの分析力を駆使して、批判的な知恵によるありのままの洞察に基づく積極的な忍耐の境地へと進みます。怒りは、常にひとつの仕組みの内部で燃え上がります。これは、習慣的に、そしてほぼ本能的に、自己を収縮し他者を押しのけることによって観念上の標的を設定する仕組みです。誰かに腹を立てると、その人との関係は「我ら対彼ら」になります。その人を自分と同じ感情やニーズを持つ個人と見ることをやめ、自分に対する影響という面だけで判断します。危害を及ぼそうとする自分自身の非情で邪悪な意図をその人に投影し、敵の意図を先読みすることに夢中になります。相手が何をするのか被害妄想気味に勘ぐり、脅威を取り除こうと必死にもがくうちに、自分の怒りが先手を打って爆発するのです。

こうして怒りは一見すると自然に発生する力のようですが、実際には極めて特異で習慣的な仕組みの中で作用することがわかります。私たちは、ある人が過去、現在または将来に私たちへ危害を加えることを故意に選んだという認識を持つと、それを根拠にしてその人を敵に仕立てます。ところが、より鋭い気づきによって状況に光を当て、自分自身や敵や状況を分析すると、私たちの行動が自分の無自覚な衝動や考え方に駆り立てられていること、そして敵も同じものに突き動かされていることが見えてきます。

細菌やウイルスや化学汚染物質が人体のなかで意図せずに病気を引き起こすように、人も、意識や意図を持たずに作用する精神的な依存癖（妄想、渇望、憎しみ、嫉妬など）によって情動的な怒りに駆り立てられます。怒りへの依存癖の虜にされた人たちは、自分の意志で怒りをあらわにしているのではなく、ただ動転して爆発しただけなのです。人は時に、まだ選択の自由がある間に「怒るべきかもしれないけれども怒らない」と考えることもあるため、爆発する前に方向を転換する余地が常に少しはあるはずです。しかし、あなたを屈服させて乗っ取り、自由意志と知的な選択を奪うということが、怒りというものの本質です。怒りが生じて激情や憤怒に変貌する過程で、自由な行為主体が関わることはありません。火が薪を選ばずに自動的に炎を広げていくように、あなたとあなたの怒り、そして敵とその怒りは、自発的な意図がないまま作用します。ですから、怒りのプロセスそのもの以外には、誰にも過ちはありません。

これは、渇望や嫉妬やおごりなど、すべてのマイナスの思考癖について言えることです。こうした内的プロセスの機械的な性質を理解すると、あなたの内面を向いた批判的な気づきが、心を解放してくれる洞察のレベルにまで到達します。人々の破壊的感情や好ましくない行動が意識的な選択であるという考え方を見透かすことができます。その自覚が、怒りや憎しみへの精神的な依存からあなたを解放し、この世が無機的な諸原因と諸条件のネットワークであるという世界観へ到達するまであなたを高めてくれます。

この相互に連結したネットワークは人格を持たず、あなたを傷つけようという明らかな意図を持つ自由な行為者もいないため、自分の怒りが標的にしているものは、自分の苦悩の本当の原因ではありません。「敵」に向けた怒りが現実離れしていることに気がつくのです。敵を倒しても得るものはありません。あなたは、この諸条件の因果ネットワークという世界観を広げてゆくなかで、因果から自由になれる場所をほんのわずかずつですが見つけ始めます。

ただし、ここでは別の何かも作用しています。「私の自己」と、私に悪事をはたらく敵の自己はどうでしょう。明らかに識別可能な「私の自己」というものが存在するように見えるので、私たちは、当然ながら敵も独自の自己を持つと仮定します。ところが、自分の内面を少し調査するだけでこの予想ははずれます。探しても「私の自己」が見つからないのです。脳のなかにあるのでしょうか。特定のニューロンでしょうか。心臓のなかでしょうか。もし心臓なら、どの部分でしょう。周囲の筋肉でしょうか。それとも心腔のひとつでしょうか。探せば探すほど、「私の自己」はつかみどころがないように思えます。そして、そのことに気がつくと、私たちの確信は薄れます。私たちの敵に悪意があるという確信がなくなり、彼らも諸条件の犠牲者だと思えるようになるのです。

「不死の魂」や「本質的自己」の存在をめぐる宗教上や哲学上の言説は、それが本質的に相対世界を超越した絶対的主体であるとみなす傾向にあります。そうした魂は、定義上、減少せず、変化せず、相関関係を持たない超人的なものです。その結果、東洋と西洋の批判的分析学者（仏教心理学者や現代の神経科学者）たちは、そういった絶対的主体が他の行為者や状況と関係を持つ思考主体や行動主体であると考えることは、合理的ではないと主張しています。現代の科学者たちは、ここから推察して魂というものは存在せず、個々の生命体には過去世も未来世もないという哲学的唯物論を支持しています。それに対して、仏教心理学者らは様々な説を唱えており、刻々と変化する意識の流れ（サンスクリット語で〝samtana〟）を魂と単純に置き換える説もあれば、最先端の理論は「超微細な不滅のしずく（サンスクリット語で〝sukshma-anakshara-bindu〟）」と呼ばれる刻々と変化する連続体が、進化してゆく意識の特性を一生から次の一生へと運ぶ役割を果たすとしています。

こうした自己とその段階や層に関しては、インドやチベットの仏教僧院で発達した高度な研究と批判的・形而上学的な推論によって、より踏み込んだ議論をすることが可能です。しかし当面は、インドやチベットの精神科学の伝統によると、「魂」「自己」「アイデンティティー」と呼ばれる不滅で絶対的（非相対的）で不変な主体は存在せず、私たちが不動のアイデンティティーを持っているという信念は錯覚であると言うだけで十分でしょう。もちろん、錯覚は相対的で条件的な行動プロセス、考えること、話すこと、あるいは身体を動かすことに参加することはできません。シャーンティデーヴァは、行動するためには自身を変化させなければならないので、もし（一部のインド思想学派が主張するように）自己が不滅なら、いかなる行動をする能力も持たないであろうと論じています。さらに、何も入っていない空間は明らかに不変で不活性なので、したがって、「空《くう》」でさえも「自己」とみなされなければならないというばかげた結論が導かれると指摘します。

敵の内部に、意識的な行為者性を持つ絶対的な自己は存在しません。この現実を批判的に洞察することが私たちの忍耐力を強化してくれます。なぜなら、怒りが私たちを閉じ込め支配する仕組みを築くのを阻むために、批判が私たちの知覚を解放してくれるからです。この仕組みは、敵の「真の自己」、その意識的な危害、そして私たちによる報復の真の必要性を土台にして築かれます。しかし、これらはすべて私たちの思考癖によって構築され、私たちの経験的意識の中に現れる観念にすぎないのです。私たちが、「私の自己」と「敵の自己」とが繰り広げる加害と報復のドラマをうのみにする必要はもうありません。そういったものが実在するという認識が偽りであると見抜いた時、私たちは目前の出来事とそれに対する対応の必然性が想像にすぎないとわかり、その束縛から自由になることができます。そして、敵の意図や自分の被害についての強迫的な確信が弱まるとともに、私たちの対応の仕方がより弾力的で柔軟になります。以前には、耐えがたいと思われることに対して激怒する以外に選択の余地がないと感じた人も、いまでは外部の状況と自分の内部の精神状態を様々な角度から観察し、より慎重にがまん強く分析し対応することができるようになります。自分の現状認識を客観的な事実と見ることをやめると、何か悪いことが起こったり物事が思い通りに進まないように見える時はくよくよしたり不満をつのらせたりせず、それを割り引いて考えたり、適切な行動を取ったりすることができるのです。

洞察から生まれた忍耐力を養うと、物事が思い通りにならないという不満が爆発して怒りになるのを防ぐことができます。様々な原因（たとえば自分の過去の行い）が結果を生むための条件が揃うと物事は自動的に生じるものです。この万物を支配する条件づけを思い出すことによって、私たちは明るさを保つことができます。他者や状況を必然の敵と解釈する必要はもうありません。彼らの針路をマイナスからプラスに転じるために、落ち着いて冷静に取り組めるようになります。

結局のところ、苦悩を望む人などいません。それは、私たちも友人たちも、敵たちも同じことです。人が常に理性的な選択をすれば、誰も苦しむことはないでしょう。しかし、私たちが怒りの虜になる限り、私たちは自分の願望とは正反対の結果を人生にもたらす原因を作り続けることになります。

怒りへの依存から自らを解放すると、すべての生きものが、それぞれの敵でさえも、いかに無力であるかがわかり始めます。苦悩が起こる原因は、人間たちを捕らえた混乱と精神的な依存癖が選択の自由や意志を奪うことであると気づくのです。あなたを傷つけようとする人に対してすぐに思いやりを持とうとすることは難しいかもしれません。闘争・逃走反応に捕らわれたとしても無理はないでしょう。また、現実には自己防衛が必要な場合もあるので、攻撃者の胸中を推しはかる余裕はないかもしれません。だからといって、わざわざ怒りを爆発させる必要があるでしょうか。危害を避けるために最も効果的かつ理性的と思われる対策を講じることや、敵を手際よく冷静にさせる方法を見つけることに、あなたのエネルギーを注いでください。

あなたが、敵も彼ら自身の怒りの道具にすぎないということを理解した後は、敵を駆り立てている精神的な依存癖だけに自分の怒りの矛先を向けることができます。彼らの怒りをあなたの怒りの標的にするのです。怒りに向けた怒りは事実上、寛容のエネルギーになります。

逆境のさなかの癒し

私は、この世のあらゆる幸福から切り離され、絶望の淵に立った時、リルケが『若き詩人への手紙』のなかで悩みを抱えた若者を慰めるために書いた言葉に大いに励まされました。「ですから恐れてはいけません……かつて見たことがないほど大きな悲しみがあなたの前に現れたら……気づいてください……人生はあなたのことを忘れていなかったと……」〔注7〕（既刊の訳書は『若き詩人への手紙・若き女性への手紙』《高安国世訳　一九五三年刊　新潮社》など）

逆境に陥った時、まるで傷物になった人たちばかりが住むパラレルワールドに取り残されたような、「正常」な人生に見放された気持ちになることがよくあります。しかし、悲しみの奥底から癒しが湧き上がることもあると気づくと、私たちは苦悩に満ちた世界とのつながりを取り戻し、いつかは「無傷」な世界へ復帰できると信じられるようになります。つながりを自覚することが、苦悩をプラスへと変化させ、進化させる道を開くのです。もちろん、私たちが自ら求めるわけではありませんが、苦痛は必ず生じます。私たちは、苦痛が生じた時に別の耐え方ができるということを学ぶのです。苦痛を、自分では決して解決できそうにない執拗な問題や克服できそうにない敵として見るのではなく、この世で生きるからには避けられないこと、自分を兄弟姉妹たちと結びつける人類共通の葛藤であるとみなします。

私たちは、深い悲しみから敵意を生み出す代わりに、それを糧にして自分の人生や家族やコミュニティを育み、道徳的・精神的な成長を遂げることができます。自由を得るためには、より大きい流れに向けて心を開かなければならないことを理解するのです。苦しい時こそ、無傷で完全なものに目を向けるようにします。

万事が解決するわけではありません。しかし、万事が人生や大自然や真理の壮大な物語の一部であることがわかります。物事の不快さや重大さが消えてなくならないことは確かです。しかし、それ以上にパワフルな一体感と連帯感を得たいま、私たちはもはや心や身体の傷によって分け隔てられることがなくなります。

二〇〇一年九月の下旬に、私はニューヨークで瞑想ワークショップの指導を行いました。参加者のひとりが一同の前で言いました。「私は消防士です」。その時期のニューヨークでは、誰もが彼の言葉の意味を瞬時に理解しました。彼は一息ついてから続けました。「タワーが私の上に崩れ落ちました。友だちの多くは逃げませんでしたが、私は逃げました。そこで自分の人生を終わらせたくないと決意したからです。生き延びる道を見つけたかったのです」

彼は、生き延びただけでなく、たくさんの人たちが内なる暗闇を脱出する手助けをしました。この消防士は私の良き友人になりました。前回会ったのは、九・一一事件一〇周年記念行事の一環として、世界貿易センター跡地近くであるプログラムの指導をした時です。私は、彼が記念日の間際にグラウンド・ゼロの隣接地を訪れたことに驚くと同時に、そうしてくれたことに胸を打たれました。私がそう告げると、彼は跡地に新しいビルディングが建設されている様子を見ることがとても大切だと感じ、鋸歯のような地面の穴を見た時は心が引き裂かれる思いがした、と話してくれました。彼は、人生が続いていることを自分の目で確かめる必要があったのです。

許す忍耐

私たちが養うべき三番目のタイプの忍耐は、最上級の忍耐である許す忍耐です。無意識の怒りと憎しみから完全に自由になるためには、どんな人がどんな形で私たちを傷つけても許せるという段階へ到達しなければなりません。私たちに悪いことが起こった時、一番効果的な対応は、その原因が自分自身の内面にあるかのように追求することです。座ったまま他人を非難しても役に立ちません。自分の無力感が強くなるだけです。私たちは、自分以外の人間をコントロールすることができないからです。

逆説的ですが、私たち自身が喜んで、上手く責任を負うことによって、自分の被害者意識を克服することができます。一般的な見方とは反対に、あなたが被害者である場合に自分の責任を問うことは、あなたの被害者意識を深めません。その逆に、被害者意識から自分自身を解放する道に向かわせます。自分に起こった害の責任を自分で負うことは、あなた自身がそれをコントロールするということです。次のような論理を使って自分を説得してください。「確かに私は傷つけられました。私が人を傷つけることもよくあります。きっと過去に人を傷つけたので、今度は自分が傷つけられる番が来たのでしょう。因果応報の連鎖を自分で取り除いているなんてすばらしいことです！　今後は二度と生きものを傷つけたりしないので、自分が傷つけられることもなくなります。過去に犯した他の害悪の報いも避けましょう。他の人たちを助けて、そのエネルギーが過去の害悪を上回るようにするのです」

私たちは、自分の過去と現在の行いをふり返り、自分がいかに自己中心的で頑固なまでに無知であったかを自覚します。いつも苦悩から逃避しようと試み、一瞬で消えるとわかっていてもわずかな外的幸福を追い求めます。快楽にうつつを抜かし、それを渇望する反面、手に入れたものから決して満足感を得られないという現実に背を向けます。そして、自分の欲望を邪魔するものを取り除く手段として怒りに依存し、怒りの命令に従うことで自滅に追いやられます。

敵が私たちを傷つける行為は、私たちによって傷つけられるという恐れや、私たちが過去世で彼らを傷つけたという意識下の記憶に対する無意識の反応であると思えば、今後は敵が私たちを苦しめる原因は私たち自身にあると考えることができます。したがって、彼らに腹を立てるべきではないことはもとより、過去に彼らにそれほど悪い影響を与え、苦痛を感じながら生きるようにしむけてしまったことに責任を感じるべきです。ここで、私たちは積極的な許しとしての忍耐という境地に入ります。喜びと幸せを感じながら、許容する忍耐と洞察する忍耐を越えて報復を放棄し、許しを与える忍耐を経験することによって、私たちは苦悩することへの恐れから初めて解放されたことを祝います。こうした積極的な忍耐は、現実的な幸せと自然な喜びに満ちた驚くべき境地である普遍的な思いやりという崇高な寺院の黄金の扉を開くのです。

敵が私たちに与えるいらだちや傷や害は、私たちがまんや自制や許しを実践するチャンスなのです。彼らが私たちにひどい扱いをすればするほど、私たちが得るものは大きくなります。また、自分が敵の攻撃に甘んじることは、自分が敵に害を加えることにもなるということさえ理解できるようになります。なぜなら、敵の加害行為は彼らにみじめな未来をもたらすからです。

こうした苦悩の恩恵を考えると、私たちが敵に報復して害を与えることは、「彼ら」に忍耐を実践するチャンスを与えることになるので、実際には彼らのためになるという結論に至るかもしれません。この理屈は心をそそりますが、現実には、敵が忍耐を実践する方法を知らない限り、害と苦悩が彼らの怒りを大きくするだけなので、敵がさらに悪行を重ね、負のスパイラルをより悪化させることとなります。

誰から何をされても耐え忍ぶことを学ぶ中で大切な点は、肉体はひどい苦しみを味わっても、本質的に至上の幸福の流れである微妙な身心（ボディー・マインド）は、外的な攻撃によって害されないことを覚えておくことです。感覚や性格のレベルで機能するあなたの「粗雑な精神」があなたの肉体を人質に取って苦しめ、怒りへの依存に再び突き落とそうとしていることを理解すると、忍耐力を鍛える上で役立ちます。怒りに対して痛みを寄せつけない、最も深いレベルの忍耐力と抵抗力を養うには、時には粗雑な精神や肉体を自分と切り離して見ることを学ぶ必要があります。それができるようになるには、まず生と死のプロセスの現実を知性と経験の両方を通して注意深く徹底的に検証した上で、死への恐怖から自由にならなければなりません。

正しい言葉

対人関係がシンプルであることなどほとんどありません。私たちが直面する最大の問題のひとつは、言語を使ったコミュニケーションに誤解や不手際が起こることです。仏陀が周囲の人たちと仲良く暮らす方法を説いた時、いわゆる「正語《しょうご》（正しい言葉づかい）」を特に強調した理由はそこにあります。

私たちのコミュニケーションの方法は、調和や福利の維持と切り離すことができません。敵対する者同士の対話は、激しい水掛け論に陥りがちです。仏陀は、正語かどうかを判断するためにシンプルな基準、「真実性と有益性」を使いました。真実を述べよという仏陀の勧めはもちろん、無作法で人を傷つけるようなことでも思ったことは何でも口に出すべきであるという意味ではありません。感受性と判断力が不可欠です。真実性と有益性のある発言をするためには、気づきが必要となります。

争いごとの最中でも、自覚という立ち位置から対応すると、他者との関わり方は驚くほど変わります。私の下で学んでいるエリザベスは、視点を変えたことで人とのつき合い方が変わったと言います。それは、彼女が夫を「私が嘘つきだと言うの？」と怒鳴りつけたことに端を発しました。エリザベスが夫に車で検眼クリニックへの送り迎えを頼んだ時、夫の都合が悪かったので口論になってしまったのです。エリザベスは、予約をキャンセルすれば次回は一カ月先になってしまうと心配しました。彼女が夫に、予約のことは三カ月前からカレンダーに書いてあったと言った時、夫はそっけなく「そんなに長いこと書いてあったら気がついたはずだ」と答えました。エリザベスが爆発したのはその時です。自分を嘘つき呼ばわりするなんて！　彼女の怒りの言葉を聞いた夫は、出て行ってしまいました。

エリザベスによると、これはいつものパターンでした。中傷されたと思っては過剰に反応し、お互いに自分の正しさを証明しようとして口論するか、あるいは、どちらかがその場を立ち去る結果に終わる。けんかをするたびに後味の悪さが残ったと言います。その後、ある晩、彼女が瞑想していると、「すべてが無意味である」という言葉が頭に突然浮かんできました。彼女はたちまち自由な気持ちになりました。その数日後、息子と電話でけんか腰の会話をした後、「すべてが無意味である」という言葉を思いながら瞑想しました。すると今度は、それに続いて「すべてが無意味だからこそ、すべてに意味がある」という言葉が浮かんできました。このことは、彼女が深く物事を考えるきっかけになりました。

エリザベスは、いまでも腹を立てることはあると言います。「その場合も、時間を作って瞑想をして、『すべてに意味がある』という真理を念頭に置いて『すべてが無意味である』というマントラを繰り返していると、自分が正しくありたいという欲求を心が徐々に手放します。すると、悪い後味が消えるんです。外側（夫について）でも、内側でも」。この話は、エリザベスが、怒りを感じた時に腹いせに何か言う必要はないと理解したことを示しています。時には、真実でも有益でもない言葉を発するよりは沈黙した方が良いのです。

エリザベスが発見した逆説は、次のような自問に言い換えることができます。「この瞬間に一番大切なことは何ですか。いまの自分が他の何よりも気づかうべきことは何ですか」。エリザベスの話は重要なポイントを提起しています。あなたが誰かと対立した時、自分が正しいことと、幸せなことのどちらが重要ですか。自分の正しさを証明しようとする試みは苦悩を長引かせるだけだと認められるようになるまで、自分のプライドを抑えておくことができますか。

別の友人は、老いることについて、「出来事は増えるが重要性は減る」という名言を吐きました。これは、束の間の表面的な満足感をもたらしても、いまある対立と苦痛を持続させるようなものは無意味であるというエリザベスの洞察と似ています。より広いスピリチュアルな意味であらゆることに意味があるからこそ、対立のなかには、私たちが自分自身や他者に与える苦悩に「十分」値するものは何もないのです。

傷つける言葉

私たちが言葉で傷つけられた時、その痛みは肉体的なものではないものの、怒りの強い原因になり得ます。侮辱や中傷や暴言を浴びせられると、私たちはひどく腹を立て、強く憤慨することが多いのです。しかし、言葉が感情的な痛みをもたらすのは私たちが油断した時だけだという点を理解する必要があります。

あなたは、他人から悪く思われたくないですか。それなら、侮辱や辛らつな言葉に腹を立てることはやめましょう。挑発を無視して、相手の敵意に関わらず良い機嫌を保てば、そのうちあなたを嫌うための言い訳がなくなります。しかし、悪口を言われたまま放っておくと自分の評判が悪くなり、収入の減少さえあり得ると心配になるかもしれません。ところが、腹を立てても自分の評判や収入が回復するとは限りません。実際には、事態を悪化させることの方が多いのです。冷静さを保ち戦略的に行動した方が、自分の評判と生活を防衛するチャンスははるかに高くなります。

怒りの爆発や発作的なマイナスの行為にふけることは何よりも悪く、けがや死よりも悪い結末を招くと心に決めてください。真の誠実さはそこから生まれるのです。私たちは、何があってもその誓いを守ろうと覚悟しなければなりません。

あなたはここで、自分の人生の質について真剣に考える必要があります。内なる敵を克服するためには、自分が他者に与える影響について、自分の利己的な常習癖を超越して生きようと考えるほど強い懸念を持つことが前提となります。怒りを自制することに投じるエネルギーは、当座の目標への関心よりもはるかにパワフルでなければなりません。

私たちは、他者に向けられた批判はさほど気にしませんが、自分が標的にされた時は話が別です。しかし、私たちが批判される時は、欲張り、怒りっぽい、プライドが高い、けち、偏見が強い、思い込みが強いなどの理由があるため、現実には、批判はこうした精神の依存癖に向けられています。私たちは自分の思考癖と自分を同一視しているので、思考癖を排除することはとても難しい場合もあります。ここで重要な点は、気づきを養うことです。あなたの相対的自己（固定され独立した絶対的自己と呼ばれるものを持たない、実在の刻々と変化するあなたの自己）を構成するたくさんのパターンを微妙に自覚することです。すると、自分を傷つける人との関係を絶つ場合と同様に、捨ててしまいたいパターン（内なる敵）を自分と切り離すことができます。

自分に有害なことが起こった時はいつも、洞察する忍耐を駆使してその状況をありのままに見据えます。責められるべきは、誤った思い込みにあるのです。怒りにまかせてあなたを言葉で傷つけた人も、それと同じやり方で反撃したあなたも、言葉で怒りをあらわにすることが肉体的な傷害に劣らず有害となり得ることを見落としています。あなたは、自分のことを敵から不当に攻撃された無実の被害者と考え、自分の怒りは敵が及ぼした害ほど悪くはないと主張するかもしれません。しかし、敵があなたを害した深い原因が、彼らに対するあなた自身の過去（あるいは過去世）の加害行為や怒りかもしれないと考えると、これで貸し借りがなくなり、爆発的な怒りを煽る主因となる義憤（不正義に対する怒り）が鎮まります。怒りを爆発させることをやめ、代わりに、自制を維持するという決意を強化するためにその白熱したエネルギーを利用することが、加害と報復の悪循環を断ち切る唯一の方法であることを理解します。このように、人の生の綿々と続く相対性を作り出している終わりのない因果の鎖とのつながりを意識することによって習癖的な反応をするか、あるいは気づきによって反応を控えるかという選択を与えられた瞬間というものに無限大の意義を持たせます。

その瞬間を無限の大きさに向けて開くと、あなたの気づきの範囲とパワーが増し、その力があなたに伝わり、あなたの注意をプラスの方向へ向けます。初期の焦点は、自分のプラス思考を伸ばすことですが、そのうちに、このプラス思考を他者の幸福のための道としても応用できることに気がつきます。終わりのない傷つけ合いの悪循環が、忍耐と自制と愛に支えられた終わりのない互恵の好循環に変わるのです。

シャーンティデーヴァは、無限という視点へ切り替えることのパワーを、強烈なたとえを使って強調しています。自分が凶悪犯罪に関わって死刑判決を受けた罪人であると想像してください。処刑の直前に国王が現れ、あなたの首の代わりに左手の小指を切断しろと死刑執行人に命じます。手の傷はひどく痛みますが、その激痛には、命を救われたという喜びや安堵感が入り混じっています。それと同様に、自分が傷つけられたことに反応して憎しみや怒りに屈服することの無限の危険性を理解すると、反応することを慎み、その代わりに忍耐や優しさや思いやりを示すことの無限の恩恵を経験するでしょう。自分が暴力の循環を断ち切っていることを自覚しているので、害を受けても喜びを失うことはありません。

あなたの精神が報復しないことを苦痛に感じた場合は、その不満を逆に利用し、憎しみに屈して人をさらに害することの方がよほど大きい苦痛を伴うという自覚を強くしましょう。どんな状況も、さらに悪化する可能性をはらんでいます。これ以上悪くなるはずがないと仮定してはいけません。「私が腹を立てても大したことにはならないだろう」と思うかもしれませんが、どんな場合でも大したことになるのです。そして、無限の進化という視点では、どんなにささいなことも、その良し悪しに関わらず無限の意味を持ちます。こうした気づきによる一瞬一瞬の自覚がはかり知れなく広がることは、あなたが苦悩のさなかにある時も一種の喜びをもたらしてくれます。なぜなら、あなたの精神は、その痛みが自分と他者の双方にとってより高いレベルの自由へ通じる入口であると解釈するからです。

妬みへの依存

怒りと妬みは、仲の良いいとこであり協力者です。妬みに対する解毒剤は、仏教心理学で言うところの「共感する喜び」、または「祝福する喜び」です。私はこれを、他者の幸運を歓喜・祝福することであると考えます。この喜びのことを、私のチベット仏教の師のひとりは、怠け者が功徳《くどく》を積み悟りへ近づくための方法であると言いました。誰かが英雄的な努力をして偉業を達成した時、あなたが反射的に妬ましく思う代わりにその人の成功を心から喜ぶことによって、自分でほとんど努力をせずに功徳を得ることができるからです。同様に、誰かが本当に悪い行いをした場合には、自分の精神が不注意に邪悪な喜びに浸ることがないように気をつけてください。たとえば、誰かが銀行強盗に成功した時、あなたがそれを喜んだりすると、因果応報上の罰の一部があなたに返ってきてしまいます。自分のライバルが褒められたところを見て嫉妬すれば、あなたの損失は倍増します。自分が褒められなかったことに加えて、不満があなたをいっそう不幸にするからです。

称賛と非難

最近、ある場所で講演した後に、人々が周りに集まり、私の話から得るものが多かったと言って感謝してくれました。たくさんの称賛をもらうという経験は、もちろんすばらしいことでした。翌朝、私はその講演の主催者と会いました。座ってお茶を飲みながら、彼女が前夜の講演で出くわした女性について話してくれました。実は、その女性はこのシリーズの全講演を聴きに来ており、そのどれもが気に入らなかったと言うのです。主催者が今回の講演をどう思ったか尋ねると、彼女はやはり気に入らなかったと答えました。「特にどの部分が」と主催者が聞いたところ、女性は「ええと、内容が」と答えたそうです。つまり、全部気に入らなかったわけです！

これが、苦楽、損得、称賛と非難、好評と悪評からなるこの世界の現実です。私たちは永遠に、外界から入ってきて刻々と変化するフィードバックにふり回されます。自分では快楽や得や称賛や好評を切望しますが、その代わりに得るものは痛みや損失や非難や悪評です。人間として、称賛や非難に何らかの反応をすることは避けられませんが、それと同様に、人生で正反対の経験を数多く味わうことも避けられません。そして、この二元性という事実を敵に回す必要はないのです。

仏陀の教えの中に、反対の物事が交互に生じることに関する話があります。

ある日、ある男が仏陀の教えから何かを学ぼうとしてある僧院を訪れました。最初に出会ったのは、沈黙を保つ修行をしている僧侶でした。男が仏陀の教えについて話を請うと、僧侶は沈黙したままです。男はこれに腹を立て、足を踏み鳴らして立ち去りました。翌日、男がまた僧院を訪れた時、今度は仏陀の弟子に出くわしました。この弟子は深い覚知に達しただけでなく、広い理論的知識を持つことでも有名な僧侶でした。男が仏陀の教えの説明を請うと、僧侶が長々とした説明を繰り広げたので、男はまた腹を立て、足を踏み鳴らして立ち去りました。

三日目に男が訪れた時に出会ったのは、仏陀の別の弟子でした。彼は、前日と前々日の出来事を聞いていたので、注意して簡潔に説明しました。すると男が怒り出し、「あんなに深遠な教えをそんな風に大雑把に話すなんて！」と怒鳴って、足を踏み鳴らして立ち去りました。

男を激怒させてしまった弟子たちは、ついに仏陀に会いに行き、この出来事を詳しく話しました。仏陀は弟子たちの困惑を愉快に感じたに違いありません。「この世には非難がつきものだ」と仏陀は言いました。「何も言わねば非難され、言いすぎても非難される。非難はいつもこの世にあるものだ」

言い換えると、私たちは常に人から尊敬してもらおうと思ってはいけないのです。自尊心を高めるために、自分の支配やコントロールが利かない、刻々と変化する外の世界を当てにすると、厄介な結果を招きます。これは、人にどう思われても気にしないという意味ではありません。気にすることは当然です。私たちは、寛大さを感謝され、勇気を認められ、長所や美徳を評価されたいと欲しています。誰でも軽蔑されるより敬愛されたいと思っています。これは人間の性質です。ただし、どれほど気にするかが問題なのです。自分が誠実だという感覚をどこから得ますか。リスクを厭わず実行しようとする意志と信念の源泉は何ですか。人と違うことをするとか、前に出て自分を主張するとか、自分らしくふるまう勇気をどこから奮い起こしますか。自分が誰からも褒められ、敬愛された時だけ幸せを感じ、少しでも異論や批判が出ると幸せになれないというならば、あなたの満足感は長く続きません。

私たちが称賛や非難との関係を変えることによって、他者の意見や偏見にいちいちコメントを差しはさむ癖から自分を解放することができます。否定的な意見を自動的に軽視する代わりに、フィードバックが真実かどうかを評価します。先入観を持たずに批判と向き合うことによって、意見の違いから学ぶことができます。私たちが自分をどんなに完璧であると思っていても、欠点を見つける人が必ず現れるものです。知恵によって自分の反応を加減しなければ、他者の考え方をコントロールできないという事実にいらだちを感じ続けることになります。

少し前に、称賛と非難について学ぶ別の機会がありました。私は、ある友人と一緒にワシントンD.C.の講堂に座り、講演の開始時間を待っていました。すると、目につきやすいサフラン色の表紙の拙著『Faith』を抱えた女性を見かけました。「ほら、『Faith』を持った人がいる」と私は友人に言いました。その時、その女性が私を見つけ、サインをもらいに寄ってきたのです。彼女は離れ際に「あなたは女神だわ」と私に言いました。私は照れてしまいましたが、そう言ってもらえてとても嬉しくなりました。

その直後、誰かがジャーナリストを連れて会いにきました。このジャーナリストは、私がこれまでに会った人たちの中で、私と知り合うことに一番興味がなかった人たちのひとりだと思います。紹介者が言いました。「シャロン・サルツバーグさんです。ご存知ですよね」。完全に退屈した様子で彼が答えました。「いや、全く!」　友人が私にささやきました。「自分は女神だって教えてあげれば」

はい、そうです。私の地位が女神から完全に無関心な対象へと失墜するまで、一分もかかりませんでした！　最終的には、人に親切にして喜んでもらおうと努力しても、すべての人の反応を左右することは無理であると理解することから心の平静が生まれます。実のところ、誰の反応も左右できないのです。

そういった知恵について指摘した仏陀の話があります。ある日、仏陀がある土地を歩いて横切っていると、ひとりの男が近づき、腹立たしげに仏陀の顔の前でこぶしをふり回しながら、自分の土地に立ち入るなと主張しました。仏陀は男を見つめて言いました。「つかぬことを聞くが、あなたが誰かに好ましい贈りものを用意し、それを相手に差し出したが受け取りを拒否された場合、その贈りものは誰のものか」「もちろん私のものだ」と男が答えました。「まさにその通り」と仏陀は言いました。「私はあなたの怒りの贈りものを受け取らない。したがって、それはまだあなたのものだ」

受け入れるべき贈りものと置き去りにすべき贈りものを識別することが、私たちが自由を発見する道なのです。

怒りという内なる敵は、私たちが人生において真に有意義な事を追い求めるのを妨げるほど強い依存性を持っていますが、称賛や名声への渇望もそれと同等の強い依存性を持つ場合があります。称賛は一見自分の役に立つように見えますが、実は私たちの注意を内面的な成長と精神の鍛錬からそらしてしまうのです。敵は、うわさや嘘を流布したり私たちの欠点を誇張したりして、私たちの評判を台無しにしようとしますが、実際には、私たちが何かに気を取られて人生の焦点を見失わないようにする上で役立ちます。ですから、利己的な視点から、私は敵を大切にするべきなのです！

ユーモアと創造性に富んだ私の師のひとり、タラ・トゥルクは、私に強いショックを与えたことがあります。私が長年にわたり仏教を実践し、自分でも少しは進歩したと考えるようになった頃、師がこう言いました。私がこの世の万事を本当に理解しているなら、朝食時間に呼び鈴が鳴り玄関のドアを開けた時、テレビの賞金番組の司会者が一〇〇〇万ドルの小切手を持って待っている場合よりも、自分の最悪の敵が立っている場合の方が幸せに思えるはずだ、と。私は、まだその境地に達するにはほど遠いことを認めざるを得ませんでした。もちろん、師が言いたかったことは、敵を大切にし、超越的な忍耐を養うために彼らの害を活用せよということでした。内なる敵の執拗さを考えると、たいていの人はこのアドバイスを実践する機会をたくさん得ることになるはずです。

その良い例は、ダライ・ラマが、チベットとその国民の最大の敵であった毛沢東について数十年にもわたり瞑想したことでしょう。ダライ・ラマがかつて、この世で一番尊敬する人物は誰かと質問された時、まず非暴力の唱道者であるガンジーと答えた後、毛主席の名を挙げて人々を驚かせました。暴力の唱道者であり、一〇〇万人以上のチベット人、チベットの環境、僧院、そして自由を破壊した人物です。私は、毛沢東に敬意を表することは行きすぎではないかと考えました。思いやりを実践する機会を与えてくれた敵に感謝する瞑想のなごりでしょうか。破壊行為のマイナスの因果から毛沢東を救済する必要性よりも、チベットに加えられた害によって自分の忍耐力を養うことの方に力を入れるとしたら、少々利己的と言えませんか。しかし、実際にはどちらのケースでもないでしょう。ダライ・ラマは、毛沢東が多くの生命にはかり知れない危害を加えたことを十分に承知していながら、彼の内面の奥深くに何か尊敬に値するものを見たということかもしれません。そのようなヴィジョンは私の手には届きませんが、それが存在することや、覚者の無限の利他心を象徴する大慈《だいじ》の仏として、ダライ・ラマの中に宿っている観音菩薩の無限の慈悲の中に存在することは、かすかに直観することができます。

私たちの敵は、耐えがたいことを耐え忍ぶための訓練の機会を与えてくれます。ここでは、憎しみに愛で報い、悪に善で報いるのです。これが、いままでの歴史のなかに存在したあらゆる宗派・教派の神々や聖人や熟達者たちの境地です。

かつて私が忍耐について講演した時、誰かが質問しました。「では、今日の忍耐の英雄は、暴力が横行し紛争に満ちた私たちの惑星のどこにいるんですか」。私は一瞬言葉に詰まり、「目につかないだけで、あちらこちらにいます」と当たり障りなく答えようとしました。すると、私の息子のひとりとの口論の記憶が頭に突然ひらめきました。私が若い頃は、兄弟や、時には父親と、似たような口論をしたものです。その時もいまも、飛び交う罵声とこぶしの間に入って怒りを鎮めた人は、一家の女主人（当時は母、いまは妻）でした。このことにインスピレーションを得て、私は言いました。「英雄は女性たちです。荒々しい口論や殴り合いに割って入り、私たちの善良な天使に呼びかけて復讐の女神たちを鎮めます。クールな英雄は彼女たちです」。世界を見回し、歴史をふり返ってみた結果、この点についての私の確信はますます強まりました。今日、平和を維持しようと試みているのが女性だけだというわけではありませんが、家庭でも公的な場でも、脅しや武力を使わずに調和を築くみちを探り続けているのは女性たちです。

仏陀の洞察は、すべての個人の存在が他のすべての個人の存在と相互に依存しているということでした。したがって、人々がすべての交流をプラスのもの（寛大さと公平さをもって自分を主張し、忍耐と寛容をもって他者の主張を受け入れること）にすればお互いの利益となりま す。利他とは、他者との一体感に根づいており、他者を助ける道徳的責任があるという考えに支えられているので、実際には賢明な自己利益のことなのです。

他の生きものが幸せを見つける手助けをすることに長期にわたり心から献身する人のことを、私たちは菩薩と呼んできました。菩薩が、害に対して害で報いる代わりに、加害者を忍耐や受容、許し、愛などで包み込む時、対立と加害の悪循環が断ち切られるのです。仏陀は、敵も含めたすべての生き物を尊ぶ価値があるものとみなし、すべてを平等に扱いました。仏陀を破滅させようという敵の試みなど意にも介さなかったのです。仏陀が敵を責めたことはなく、しかも、難敵のなかにはのちに仏陀の最も敬虔な信奉者になった者もいました。

私たちが敵を仏陀やキリストであるかのように扱えば、彼らをがまんできないと感じる可能性は非常に低くなるでしょう。敵の加害を招く必要はなく、また、彼らが害を加えた時におとなしく屈する必要もありません。しかし、怒りや憎しみ、妬みやその他の内なる敵が来襲した時は、自分自身に対する忍耐を実践するチャンスとしてそれを利用し、あらゆる手段を駆使して破壊的感情を克服します。

忍耐は、外の敵も内の敵も私たちが目覚めるチャンスに他ならないという洞察を与えてくれます。忍耐の鍛錬を通じて、私たちは怒りと憎しみという内なる敵を乗り越え、その過程で外なる敵との関係を変えてしまうのです。

コントロールの神話

私たちが自分を厳しく評価する理由のひとつは、人生で起こる様々な結果をよりしっかり自分でコントロールすべきだという信念です。私たちには、コントロールできないものを「敵」と見る傾向があります。すなわち、外部の場合は人や状況、内部の場合は自分の思考や感情のことです。自分でコントロールできない物事は敵であるという仮定に疑問を持ち始めない限り、他者や自分自身を敵に回すことはやめられません。

コントロール神話を打ち砕くための鍵は、相関性（仏教用語で『縁起《えんぎ》』や『相依性《そうえしょう》』などと呼ばれる相互依存性）と無常の真理を理解することにあります。仏陀は、何事もそれをもたらす原因と条件がなければ成立しないと説きました。過去に特定の会話や交流や出来事が起こらなかったとしたら、あなたがいまここに座って本書を読んでいるという結果は起こらなかったでしょう。はるかに巨大な全体の一部でしかない私たちに、宇宙の壮大な営みを指揮する能力はありません。自分の行動をある程度コントロールするだけで精一杯です。それ以上のことをする能力はごく限られています。自分にばかり気を取られている目にとっては、私たちは根本的に単独で孤立しているように見えるので、コントロールを得るという空しい試みのためだけにつながりを求めるのです。ところが、相互依存に敏感な目には、すべてが相関性の網またはネットワークのなかに存在していることが見えます。

すべてが条件によって左右されるため、絶対に曲がらず、何も通さず、動かないものなどありません。私たちは、コントロールを得るための分断戦略や計略や強迫的な努力を捨て、人生がいかに流動的なものかを理解する能力を持っています。季節は移り変わります。物事は動きます。人々は変貌します。状況は推移します。私たちが生きる世界では、何がどうなろうとも、それが現実になるのです。人生のあらゆる側面がそれ自体のリズムや流れや動きを持っており、私たちがその変化の速さや度合いを決めることはできません。それは癒しについても言えることです。私たちは、この真理に抵抗することもできれば、知恵で対応することもできます。自分たちを無常という限りない現実の一部とみなすことが、私たちを人生のあらゆることに結びつけるのです。分離と不動という錯覚を捨てると、変化に抵抗する代わりに変化とともに生きるようになり、世界に向かってこぶしをふり回す必要性を感じなくなります。

私たちには、知り得ることも知り得ないこともたくさんあります。こうした本質的な真理が見つかる場所は、既知と未知の間です。私たちは、物事の結末や誰かが病気から回復するかどうか、自分がいつどうやって死ぬかなどということは知り得ませんが、誰もがいつか必ず死ぬことは知り得ます。次の瞬間にどういう考えが頭に浮かぶかは知り得ませんが、それが長続きせず消えていくことは知り得ます。人との関係が続くかどうかは知り得ませんが、復讐心が苦悩をもたらし慈悲が幸せをもたらすことは知り得ます。それぞれの行為の結果は知り得ませんが、私たちは皆相互につながっているので自分の行為が影響力を持つことは知り得ます。

私たちは、次の一呼吸がどんなものかさえ知り得ませんが、このデリケートな空気の動きが私たちの生死を左右することは知り得ます。就職面接の結果は知り得ませんが、この宇宙に発生する性質をもつすべてのものは消滅する性質も持ち合わせていることは知り得ます。明日起こることは知り得ませんが、ひとつの事柄が次の事柄につながることは知り得ます。

すべての経験が長続きせず相互に関係していること、そして、それらを生じさせる条件があるからこそそれらが存在し、そうした条件がなければ存在できないことは知り得ます。この世界が苦悩に満ちている理由や、他者に悪事を働く人たちがいる理由は理解できないかもしれませんが、仏陀が言ったように、憎しみによって憎しみを絶つことが不可能であることは理解できます。憎しみを絶つことができるのは愛だけです。将来待ち受けている出来事は知り得ませんが、幸せや強さや知恵が見つかる場所がどこかは知り得ます。海辺に座っていると打ち寄せる波のリズムを感じることができますが、それと同様の確かさで、日常的な物事の流れの底にある、こうした真理のリズムを感じることは可能です。自分ではコントロールできない絶え間ない変化と不確実性に満ちたこの世界でも、私たちは敵意と恐れから自由になれるのです。

時と親しむ

私たちには、減少したり消滅したりすることによって自分を傷つけ、怒らせ、失望させる威力を持つものは、何であれ敵とみなす習性があります。したがって、時間というものを自分の所有欲の対象となり得る偶像のように取り扱うことは、人生を勝ち目のない戦いにしてしまいます。時間に対する貪欲さは、無意識のうちに緊張と怯えの雰囲気をかもし出すのです。分時が商品とみなされ、私たちの所有だけでなく判断の対象にもなります。私は、瞑想を終えた後に「良い瞑想だったか、悪い瞑想だったか」と自問したことがよくありました。しかし、他の人生体験同様、瞑想は画一的な体験ではありません。平穏な瞬間もあれば、怒りや喜びや悲しみの瞬間もあり、眠気やエネルギーが起こる瞬間もあります。時間の中の私たちの動きは刻々と変化していますが、私たちはすべての瞬間をひとまとめにし、単一のものとして時間に対応させる傾向があるのです。

未来についても、私たちは同様に不可解な考えにふけり、空想上の未来体験をひとつの次元（たとえば、「この苦痛は永久に消えない」という考え）へと押しつぶしてから、執着したり拒絶したりします。時間を征服するために、あらゆる手立てを講じるのです。すべてを自分の思いのままに保ち、嫌いなものはただちに変えてしまおうと努力します。ところが、時間はダンスの最中に姿を消すつれない恋人のようなものです。自分の思い通りに時間を曲げようとすることは、いまこの瞬間と同調せずに自然の法則に逆らって生きることです。

私が瞑想の修行をするために初めてインドへ行った時、あまりにも幸せを感じたので、残りの人生をそこで暮らしたいと考えました。それ以外の場所で生きることはあり得ないと思ったのです。その確信のせいで、座って瞑想する度に自分のビザのことで頭がいっぱいになりました。当時はビザの延長が非常に難しかったので、来る日も来る日も坐蒲《ざふ》に座ってはビザ延長のための戦略を練りました。「よし、来年ビザ延長が必要になったら、あの町へ行こう。すぐ近くだし、ビザをくれるはずだから。その次の年は、別のあの場所へ行こう。かなり遠くて誰も行かないから、すぐビザをくれるだろう。その次の年は、ビザの延長が必要になったらこの別の都市へ行こう。汚職がはびこっていると聞いたから、賄賂を使えばいい。その次の年は……」。

突然、鐘が鳴って私の瞑想はそこで終わりです。そして、次の瞑想の時間が始まると、また同じことを頭の中で繰り返しました。それほどインドに住みたかったのです。

私は明らかに、執着心で未来をコントロールしようとする試みをやめる必要がありました。そして、それをやめる努力をするなかで、非常に役立つふたつのツールを発見したのです。ひとつは、「いま何を感じているのか」自分自身に尋ねることです。それを自問することで、私は土台にある不安、「自分の欲するものを得られるかどうか」と、自分のインド紀行の底流にある切望の核に触れることができました。ふたつ目は、自分自身とのカウンセリングです。「あなたはインドに留まれるようにする計画ばかりしているのだから、インドにいても本当にインドにいるとは言えません。インドにいる時はしっかりインドにいなさい」。この忠告は非常に重要なものでした。結果的に、私は残りの人生をインドで過ごすことにはならなかったからです。

気づきは、私たちと時間の関係をこうして癒すことができます。私たちが未来へ向かって身を乗り出したり、過去の問題を蒸し返したりする傾向に気がつけば、自分の注意とエネルギーを現在へ引き戻し、この瞬間に実際に起こっている出来事とのつながりを築くことを学べるのです。未来に関する不確かさをプラスの言葉で表現するか、それともマイナスの言葉で表現するかを選ぶこともできます。あなたは最悪のケースしか予想できませんか。それとも、すばらしい出来事の可能性に対してオープンでいられますか。怯えを招く目で世界を見ますか。それとも、期待と好奇心の目を通して見ますか。

怯えと背中合わせにあるものは焦りです。これも時間の経過をコントロールしようとする試みです。私たちは、十分な時間がないとか、時間切れになると感じることが多く、すべての間《ま》を埋めようと奮闘します。一秒でも無駄にすることを恐れ、時が金であるかのようにため込むのです。このことが、私たちの忙しい生活の根底にあるパニック感を生み出します。私たちは、時の流れをふり返るたびに信じられない気持ちになります（私が初めてインドに行ってから四〇年も経つと思うと信じられません！）。時の流れに対する悲しみと、時間を有効に使わなければ手遅れになるという恐れを感じるのです。年齢を重ねるにつれて死ぬまでに残された時間が少なくなるため、まるで時間を盗まれているように感じ、この自然のなかで最も御しがたい時間の減少という営みを最大の問題だと考えるようになります。その結果、私たちは人生の自然な展開と万物のあり方の自然なリズムについて割り切れない思いを抱くのです。

私たちの文化が、時の流れを受け入れることや忍耐について教えてくれることはほとんどありません。時間を恐れる人は、テレビの深夜番組でセールスマンの宣伝攻撃にさらされるだけで死ぬほど怖くなります。「いまならお買い得！　一五分以内に電話してください！」

私たちと時間の関係は二方向に歪んでいます。快適な状況では時間が止まって欲しいと願い、思い通りにならない時には早送りボタンを押そうとするのです。私たちは未来に目を向け、過去を繰り返さないために覚えておくよう訓練されているので、私たちの精神はいつもここ以外のどこかにあります。若さに執着し、加齢を恐れ、死を否定し、計画的陳腐化と高速化を進めている私たちの文化では、チャンスがあるたびに時間をあざむき、自分の思い通りに曲げることを目標にしています。実際、技術は時間を無効化し（またはそうしようと試み）、私たちを多数の情報、発信源、人、そして場所と瞬時に、そして同時に接続してくれます。この超高速情報化時代では、焦りが報われ、目先の欲求を辛抱することは時代遅れとされています。私が最近訪れたリトリートセンターには、ダイヤルアップ接続のインターネットしかありませんでした。（想像してください！）ダイヤルアップ回線がつながるまで待たねばならなかったことで、私の一日は台無しになりかけました。

かなり昔のことですが、台湾にいた私の敬愛するチベット人の師、故ニョシュル・ケン・リンポチェに会いに行った時のことです。一度面会した後、私たち一行は二、三日後にまたリンポチェに会いに行くことを予定していました。ところが、その間にリンポチェが転居してしまったのです。私たちは、花束や布施の品々を抱えてホテルの前に立ち、タクシーを待ちました。私は信じられないほど悲しい気持ちでした。前回面会した時、リンポチェは特に元気がなく、具合が悪そうだったからです。私の頭の中では「会えるのはこれが最後かもしれない」という思いだけが空回りしていました。師と会えなくなる可能性に衝撃を受け、非常に動揺したのです。

私たちが乗り込んだタクシーは、台湾の街で完全に道に迷ってしまいました。その時、リンポチェとの再会に対する私の態度が突然変化したのです。気持ちが高揚し、こう考え始めました。「リンポチェにもう一度会うためなら何でも差し出そう。もう一度会えたら全宇宙で最高だ！　人生でもらえる最高のプレゼントになる！」

最終的に、タクシーは正しい住所にたどり着き、私たちはリンポチェに会うことができました。私が抱いた恐れとは反対に、リンポチェはそれから何年も存命し、私は何度も会うことができました。しかし、この経験は私にとって貴重な教訓となりました。「もう一度」に対する自分の態度によって、それが最高の可能性になったり、最悪の見通しになったりするからです。

時間の影に追いかけられるという感覚は、私たちの人生に計り知れない苦悩をもたらします。ですから、私は学生たちに、すべきことを全部する時間がないと感じたら、すべきことの数を減らした方が良いと忠告するのです。私は、神学者のハワード・サーマンの言葉が大好きです。「世界が何を必要とするかを問うな。自分をいきいきさせるものは何かを問い、それを行いなさい。世界が必要とするのはいきいきとした人たちなのだから」(注8)

哲学者や物理学者たちは、この世界には人為的時間と宇宙時間という二種類の時間があると言います。私たちがバランスを保つためには、両方に注意を払うことがとても大切です。古代人は、砂時計の時間を〝nunc fluens（「流れるいま」を意味するラテン語）〟と呼びました。この発生順序的な時間のメトロノームのように単調な営みが、私たちの神経をすり減らし、白髪を増やし、木の幹の中に年輪を刻みます。もうひとつの種類は、〝nunc stans（「とどまるいま」）〟と呼ばれ、いまこの瞬間の拡充を通して認識される時間です。

瞑想の指導者たちが「いまのパワー」と言う時は、この〝nunc stans〟を指しています。この現在の広がりは、瞑想中のみならず、(詩人ワーズワースが代表作『幼少時の回想から受ける霊魂不滅の啓示』《日本語題名は『対訳ワーズワス詩集』山内久明編　一九九八年刊　岩波書店》で想起したように) 芸術作品の創作中に大自然に触れた時や、恋愛中の輝かしい瞬間などに体験するものです。この〝nunc stans〟では時計が止まったように見え、私たちは精神を日常的に覆っているカーテンの合間から深い沈黙へと突き落とされます。ぼんやりした状態のように聞こえるかもしれませんが、こうした瞬間にはふだんよりも頭がさえ、時刻を気にしている時よりも明瞭に理解し、効果的に反応できるものです。

未知の事実を受け入れるためには、より大きな時間感覚の助けが必要です。私たちは、目の前にあるものがすべてだという思い違いをしています。これは、何事も客観化する私たちの精神が、現実とは目に見えるもの以上でも以下でもないと宣言するからです。私たちは、物事の長期的な結果がわからないので、時間を短期的に解釈します。この短期的な視点は、自分の行動や施しの行為や気づかいに反映されます。たとえば、あなたが誰かに本をあげたのに、その人から何の反応もなかったとしましょう。あなたは、「ああ、気に入ってもらえなかったんだな」と思います。ところが、それから何年も経ってその人がこう言います。「そういえば、あなたがくれたあの本、当時は何とも思わなかったけれど、母が重病を患ってから読んでみたら、私がまさに必要としていた本でした」。運良く自分の行為について何らかの反応を受け取ることもありますが、ほとんどの場合、自分は種をまくにとどまり、その枝葉が広がってゆく方向については後年になって伝え聞くこともあれば、知らないままのこともあります。広い時間感覚は、本当に重要なことはこの種をまくという行為であって、花が開くかどうかや、いつどのように開くかということではないと教えてくれます。

長い目で物事を見るということは、いっそうの開放感や広い視野、そして知恵をもたらします。私たちは何かに傷つけられた場合に、そういった経験のおかげで私たちの心が広がり、将来同じような状況に直面した時により賢明な対応ができるようになることを徐々に理解するでしょう。こうした生き方ができると、時間はもはや私たちの敵ではなくなります。

注5　シャーンティデーヴァの仏典には良い英語訳本が多数あります。ダライ・ラマ著『Flash of Lightning in the Dark of Night』（邦訳は『ダライ・ラマ至高なる道』谷口富士夫訳　二〇〇一年刊　春秋社）は優れた注釈書であり、拙著『Anger』（邦訳は『チベット仏教が教える怒りの手放し方』ロバート・サーマン著　八代通子訳　築地書館、二〇一一年）と『Infinite Life』は同書の主要項目の一部についての注釈書と言えます。

注6　以下のストーリーは、デビー・エリオットのレポート"At End-of-the-Line Prison, an Unlikely Escape", February 08, 2011, http://www.npr.orgとデーヴィッド・ティテル博士の私信を元にしています。

注7　Rainer Maria Rilke,『Letters to a Young Poet』, trans. Stephen Mitchell (New York: Modern Library, 2001), pp. 92-93.

注8　The Howard Thurman Center for Common Ground, www.bu.edu/thurman/about/historyより引用（二〇一三年三月閲覧）。

第三章　秘密の敵に打ち勝つ

前章では、内なる敵との葛藤のなかで、怒りや憎しみといった衝動による支配を克服することを学びました。私たちが内なる敵に対して気づきを保ち、その敵の要求に抵抗し続ける限りは、自分の身体や発言や精神が、我を忘れるほどの怒りや抑えきれない憎しみの道具に使われることはありません。そうした衝動がこれまで自分を突き動かし、行動を支配してきたのだと理解すると、私たちは自分の内面に新たな自由を見出すことができます。以前は、怒りの声を紛れもない自分自身の声であると信じていたので、その命令に逆らうことなどできませんでした。しかし、私たちの精神のなかにはいくつもの声が存在するということを知ったいまでは、自分の常識と理性に頼ることができるようになり、もはや自分の衝動に駆り立てられる必要はないという知恵の声が聞こえるようになったのです。害を受けた場合にも、冷静に思慮深く反応するという選択をすることによって自分自身を癒すと同時に、加害者がより大きな害を引き起こさないように予防することができます。私たちの行動は、それがもはや単なる反動ではなくなった時に、より高い効果を発揮できる傾向があります。

しかし、こうして手に入れた内面の自由は完全なものなのでしょうか。どんな場合でも自分は平静を保てるという自信がありますか。この問いに正直に答えようとするなら、認めざるを得ないことがひとつあります。自分の精神の奥には、気づきによる観察が届かない深い層が潜んでいるということです。この意識的な自覚を寄せつけないものは、本当の意味で、私たちが自分自身から隠している秘密なのです。これが秘密の敵です。私たちが内なる敵を確実にコンロトールするためには、この秘密の敵の正体を暴き、その秘密を解き明かすことにより、それまで気づかなかったものに意識の光を当てなければなりません。

秘密の敵とは、仏教心理学が「自己意識の癖」と呼ぶものと深く絡み合う、欲望や怒りや妄想の、最も深い根源だとされている内的なパターンのことです。この秘密の敵は、自己同一の癖に支えられた、自己没入の内なる声なのです。「私はどうなるか。私はうまくやっているか。私は何を得るか。私は何を所有しているか。彼らは私をどう思っているか。彼らは私にとって何の役に立つか」。私たちは、この執拗で絶え間ないエゴの声にうっとりと聞き入り、それを拒絶することはできないと感じます。「それが私たちの唯一の声であると思うからです」。しかし、このひっきりなしに続く自己没入の声こそが、私たちの最悪の敵なのです。本物の自分の声を装い、支援するふりをして、知らぬ間に強大なパワーを手に入れ、その一方で、実際には私たちを破滅へ導きます。秘密の敵は、私たちの意識を乗っ取り、意識からは見ることのできない暗闇に身を潜めます。そして私たちの自己そのものを装って姿を現すことによって、その正体を隠し続けるのです。

自己没入か自己愛か

　自己没入は自分を愛することと同じではありません。ダライ・ラマは、見ず知らずの人に会ったためしがないと言いましたが、自己没入はそのこととは対極にあるものです。私たちが自分自身に執着する時は（たいていは、自分自身や自分の人生に欠けていると思われるものに執着する時を指しますが）自分という存在自体が自分の敵になります。他者とつながりを持つどころか、自分の内部に鳴り響く独り言に邪魔されて他者の声は聞こえません。「私のことをどう思うだろう。気に入ってくれるだろうか。これまでに会ったどんな人たちよりも私のことを好きになってくれるだろうか。いや、どうしよう、私のことを嫌っている。私がくだらないことを言ったんだ。これはまずいことになった」。私たちが空回りする思考のなかに閉じ込められると、与えることも受け取ることもつながることもできなくなります。自分の不安定なセルフイメージを支え、暗澹とした空しさを和らげることに注意が集中してしまうからです。

　こうした思考は、私たちが自分の内部の世界や周囲の世界と心からつながることで取り除くことができます。したがって、他者を敵に仕立てることをやめたいと望むなら、自分の精神に隠れている妨害者や反対者や批判者たちのたくさんの声と対決することが非常に重要なのです。自己執着は他者に対する怒りと侮蔑を生み、否応なく対立をもたらすからです。

詩人のウェンデル・ベリーは、コミュニティを「健康の最少単位」と定義するなかで、「孤立した個人の健康を口にすることは言語上矛盾している」と言いました。(注9) ベリーはさらに、コミュニティとは「場所とそこにいるすべての生き物」であると定義しました。コミュニティを形成するすべての生きものは相互につながっています。したがって、敵意や怒りを癒すという行為は、他者から離れて自分ひとりで自分のためだけにすることではないのです。その代わりに、癒しは私たちひとりひとりがより大きな構造、より大きな全体の一部であると認めることを要求します。

私たちが相互に関連しているということは、全員が協力して成功するか、あるいは全員が失敗するしかないことを意味します。「向こう側」（それがどこにあるかに関わらず）にいる「彼ら」に何が起こっても自分には関係がないとほのめかす「我ら対彼ら」という古い構図は無効なのです。私たちはもはや、自分の日常生活が地球規模に広がるはずはないとか、向こう側の出来事は向こう側にとどまるなどと信じることはできなくなりました。だからこそ、この多難な時代に強く求められている社会変革的な運動には、次のような特徴があります。硬直的な「ソト」意識を実体化しないこと、誰に対する憎しみにも基づいていないこと、そして全員が勝者《ウィンウィン》になる解決法を目指すことです。敵を持つ代償はあまりにも大きすぎるからです。

この点は、特にスピリチュアルな思想を持ち出さなくとも明らかです。生態系に関する知識が、私たちがすべて相互につながっていることを裏づけています。伝染病学も、国境が概念上の構築物にすぎないことを繰り返し証明することによって、この相互依存という確固たる真実を私たちに突きつけます。また、経済学も同様に、ギリシャでの出来事がマサチューセッツの小さな町に住む私の生活に何らかの影響を及ぼすことを示しています。

私たちが気づきを持つと、自分たちが本当につながっていることを人生が教えてくれます。たとえば、私たちが困難に直面した時や、状況の変わりやすさを体験した時、自分の幸せを人と分かち合う時、見ず知らずの人に対する態度をあえて変えてみた時など、人生の紆余曲折のあらゆる場面で明らかになります。

この秘密の敵は、私たちの根深い自己意識の癖、アイデンティティーを固定する癖の上にしっかりと定着しています。では、このアイデンティティーを固定する癖とはいったい何でしょう。それは、私たちが常に同じ人間であるというあの感覚、固定的な主観性のことであり、また、私たちのアイデンティティーがいかなる状況においても生涯変わらないという意識のことです。あなたが若い頃、たとえば十代の頃の自分の写真を見た時、いまの自分の肉体には当時と同じ細胞などひとつも残っていないことを知っていても、自分はいまでもその頃の自分と同じ人間だと感じます。この不変のまま持続するという意識が、自己同一癖と呼ばれるものであり、また最も深い無意識のレベルでは「自己同一本能」と呼ばれるものです。

自己同一本能、または自己同一癖を形成している「常に同一の自己」という感覚は、「私」がどんな時でも自分の「実在する自己」を知覚しているという印象を自分に与えます。「私がここにいる」という絶対的な確信が、自分自身への継続的な没入、自己中心性、利己心、所有欲を支える確固たる根拠があるように思わせるのです。そして、この自分自身への没入こそが、自分は十分に愛されていない、十分に所有していない、十分に実在していないという意識を生み出し、「私」を常に不満足な状態に置き続けます。

ところが、自分の自己中心的な目をその自己中心性自体に向け、習癖的な自己意識をよく調べると、「実在する私」であると特定できるような安定した永続的な存在を見つけることはできません。自分の肉体の各部の存在やその働きは感じます。瞬間的な感覚や思考や意見は感知することができます。浮かんでは消える言葉やイメージ、そして、こういった感覚や言葉やイメージと絡み合った感情や情動は見つけることができます。自覚を保ったり失ったりすることによって、自覚そのものを自覚することさえできます。しかし、どこを探しても、あなたが想像しているような明確で固定的で独立した自己は見つからないのです。

私たちがより深く探るほど、自分の自己意識は妄想、すなわち思い違いであることがよくわかってきます。自分の自己意識が妄想であるという認識に注意を払うと、自分の絶え間ない自己没入の空しさを感じることができるようになり、自己意識の圧倒的な流れの勢いが弱まります。やがて流れは断続的になり、自分の頭がおかしくなったと感じることさえあるかもしれませんがそれが途切れた瞬間には、自分が誰になろうとしているのか忘れてしまい、見慣れない場所に迷い込んだように感じます。ビートルズのジョージ・ハリスンの歌のように「アイ・ミー・ミー・マイン（ぼくが、ぼくに、ぼくに、ぼくの）」と繰り返すハムスターの回し車のような世界から解放されたからです。硬直した自己意識から瞬間的に自由になった私たちは、自分以外の存在とつながりを持てることに驚くでしょう。

精神の中で、秘密の敵は無意識の一構造として本能と同じ力を持ち、また、より意識的なレベルでは癖として作用します。私たちを現実や自分以外の人々から切り離し、自己の状態だけに注意を向けるようにさせるのです。秘密の敵は、その内部を固い糸玉のように巻き上げることによって、その中心に確固たる構造があるという錯覚を助長します。しかし、非常に固く見える靴ひもの結び目と同様に、ひもの末端をほどいてゆくとその中には固い核がないことがわかります。仏陀の偉業のひとつは、固定された自己意識の複雑にもつれた構造を発見し、それを解きほぐし、その実体が単なる錯覚であると見抜いたことです。一見堅固な自己というものが偽りであることを経験すると、私たちはその束縛から解放されます。もはや自己に対する無意識の執着や自己没入という意識の癖によって支配されることはなくなり、真の内なる自由を経験し、それを満喫することができるのです。

秘密の敵に取り組む

自分に安定したアイデンティティーという核があると思うことは、動物と人間に共通した性質です。自己意識の癖は、この世界における私たちの存在感を固定する錨《いかり》であり、自覚の背景を成すものです。私たちは、この「私」が本当の私、絶対的、独立的、自己充足的、そして本質的に否定することのできない自己であるという考えに固執します。そして、私たちのすべての意識的な経験、感覚印象、思考や感情、気持ちの上下を分析的に解剖したとすると、最終的にはこの絶対的自己にぶつかるはずであると仮定する傾向にあります。その結果、私たちは、「無私」という言葉に対してふたつのレベルで反応します。まず、フローレンス・ナイチンゲールやガンジーや戦場の英雄といった、他者のために自分を犠牲にする人たちのことを思い浮かべるでしょう。この意味での無私は、より重要な目的のために、自己の硬い核をかなぐり捨てることができるということです。しかし、それより深いレベルでは、私たちが自分の存在の錨と考える絶対的自己の存在を理論的に否定し、それが誤認や錯覚であるとはっきり告げる哲学的・心理学的な否定の言葉が、「無私」なのです（この意味では仏教で言う「無我」）。私たちがこういった意味で「無私」を理解する時、最初は不安や恐怖、いらだちや狼狽といった反応をします。それまでは疑ったことのなかった自分というもの、そして世界というものの経験の仕方に疑問を投げかけるからです。

この固定的で独立した自己という誤った意識、秘密の敵の領地である自己同一癖が、そのパートナーである執拗な自己への執着と自己没入を支えています。無意識のなかを本能のレベルで掘り返してゆくことは時として非常に難しい作業なので、私たちが少しでも恐れを感じたとたんに逃げ出してしまわないように、力強い支援が必要となります。幸いなことに、秘密の敵やその一派と戦う上で、私たちは一一世紀の著名な仏教指導者であり詩人であったダルマラクシタに助けを求めることができます。彼は、自分と秘密の敵との生々しい戦いの記録を、チベット語で書かれた名著『Lojong Tsoncha Khorlo（英語：The Blade Wheel of Mind Reform，日本語訳：精神変革の回転刃）』に残してくれました。

ダルマラクシタは、秘密の敵に打ち勝つための四つのステップを発見しました。（一）ひとつ目は秘密の敵を見つけ出すことです。あなたの秘密の敵は、本能と癖の複合体である自己同一癖を土台とする絶え間ない自己没入です。（二）それを見つけた後はそれをよく観察します。そして、気づきのパワーを集中し、自己没入が自分の中の癖のレベルと無意識の本能のレベルで作用する仕組みを経験する必要があります。（三）秘密の敵を認識しても、その悪影響をすぐに取り除くことはできません。秘密の敵を暴き出し、徐々に取り崩していくこと、私たちの錯覚を知恵によって正し、自己没入の解毒剤である他者没入を養うことには時間がかかります。（四）最後は、瞑想による精神集中を通して、秘密の敵についての批判的な理解を深めることです。根底にある本能的なパターンを断ち切るために十分な深さまで踏み込み、内なる自由という至上の喜びの源泉へ到達し、秘密の敵からの解放を成し遂げるのです。

四つのステップで構成されるこの方法は、批判的な知恵と瞑想による精神集中、クリエイティブな精神的・社会的行動に従事する粘り強さ、そして究極的には、自由と至上の喜びを受け入れる勇気を必要とする漸進的なプロセスです。それは、真の勇気を持って行動することを要求します。

ここで「精神変革の回転刃」が役に立ちます。この本のタイトルは何を意味するのでしょうか。回転刃とは、車手裏剣とも呼ばれる鋭い刃物がついた小さい輪の形の武器のことです。これは、私たちが秘密の敵を断ち切るために使う批判的な知恵の象徴です。ダルマラクシタは、秘密の敵とは悪魔のようなものであると説いています。私たちを虜にした上に、まるで夢中歩行のような人生に閉じ込める容赦ない敵なのです。この昏迷した自己完結的な人生は、私たちが他者や周囲の世界とつながることを許しません。人間の温かさや愛に対して本当に心を開くことを許さないのです。それは一種の生ける屍のような状態です。ダルマラクシタは、この「悪魔＝敵」を克服する教えという武器、エゴイズムや利己心から人生を救うための武器を与えてくれます。

精神変革とは、ナルシシズムの眠りから目覚めるためのステップを通して精神を転換させることです。旧態依然の精神に新しい情報やスキルを教えるのではなく、精神自体を拡大・開放し、古い混乱や恐れによる衰弱から解き放し、精神の持つ自然なおおらかさと感受性を強化するという体系的な作業なのです。この拡大された精神は、磨いて高めてゆかねばならないものであるため、ダルマラクシタはその方法も教えてくれています。

私の最初の師であるゲシェ・ワンギェルは、二年かけて私の誤りを正し、自己没入と自己依存癖を掘り起こした後で、「法《ダルマ》」と呼ばれる仏陀の解脱の教えの要点としてこの回転刃の教えを授けてくれました。忍者が車手裏剣を使って敵を切り裂いたように、回転刃は私たちの秘密の敵に襲いかかり、ナルシシズムや虚栄心や根強い自己注目に大きな打撃を与えます。回転刃は非常にどう猛な精神変革のイメージを表し、どう猛さの点で文殊師利《まんじゅしり》の鋭い批判的な知恵の剣を上回ります。究極的な現実に根ざした知恵は、自己意識の癖に基づく利己的な関心に溺れることなどありません。それを粉々に切り裂くのです。このプロセスの効果を疑う必要はありません。私たちの断固たる知性と正直な感情は自己同一癖を圧倒し、私たちを自己没入という鉄の檻から脱出させてくれるパワーを持つからです。

私たちを幽閉する根深い利己本能に勝利することは、それが即座に心の目を開かせる力を発揮するという意味で、真に啓示的な出来事です。その力は、私たちがのんびり構えていつか未来世で真理に目覚める時を待つことを許しません。秘密の敵を今、打倒することを目指すのです。

秘密の敵を打倒する努力においては、覚者を手本にすることが大切です。私たちは、現世で喜びや自由や直観に満ちた知恵に目覚めようとしているので、こうした性質を体現する人、たとえば師やセラピストや精神的指導者などを見習うべきでしょう。あるいは、ダルマラクシタや、第二章で紹介したシャーンティデーヴァでも良いでしょう。またはダライ・ラマやキリストや仏陀など、あなたにインスピレーションを与えるような存在を師と仰ぐことができます。

秘密の敵を探す

あなたが秘密の敵を探し出してそれに取り組む時、覚者である師のイメージを心に抱くことが望ましいでしょう。なぜなら、このプロセスの初期には、あなたの基準とする点は自分の習癖的な世界観であり、それは天国や仏たちの極楽浄土よりもごみの山に近いと思われるからです。あなたが目を覚ますまでは、あなたの注意は自分自身に集中しており、「私は何を得られるか。私はどこに属するか。彼らは私が望むことをしているか。それで満足できるか。彼らは私のニーズに応えているか」などの考えが起こります。こうした態度は、自己注目という魔物の最後のわめきであり、あなたがいる監獄の鉄格子であり、また、秘密の敵があなたを引き回す時につかむ鼻輪なのです。この時あなたは、自分の敵であり看守である自己依存癖と完全に同一化しています。

真の師（本当の精神的指導者）は、あなたの心のなかにある生命力の最も深いレベルに存在する究極の現実という知恵です。それは、この魔物を探し出すことをあなたに挑む人物の姿をして現れ、あなた自身の直感的な知恵を刺激して内部に潜む敵を探し出し、排除することを促します。師があなたを解放するのではありません。あなたは、自分を解放するために必要となる理解が敵によって妨げられていると考えていますが、それは間違いです。あなた自身の理解を使ってその敵を攻撃し、自分を自由にするのです。

私たちは、秘密の敵を見出す中で、自分の自己没入が自らの人生のエネルギー源である人や物との関係を壊してしまう仕組みを目の当たりにします。エゴイズムは仮想の絶対的自己からエネルギーを得られるという誤信に基づいていますが、実在しないものからエネルギーを引き出すことなどできるでしょうか。絶対的な自己というものは、精神的な構築物であり、空想であり、また、その場にないものを映し出す鏡の迷宮の中の一枚にすぎません。

精神変革とは、私たちに起こるすべてのマイナスの物事（損失、痛み、失敗、他者の敵意）をどう受け止め、そういった物事からプラスの何かをどう生み出していくかについて理解することです。第一のステップは、自分に起こるすべての悪い出来事について自ら責任を取り、外の敵に責任を転嫁しないことです。自分自身を秘密の敵から自由にするという作業は、自分の周囲の人々や環境との葛藤よりも、自分自身の内面の進化にすべてのエネルギーを注ぐことを求めます。ダルマラクシタの著書は、私たちに降りかかる災難のひとつひとつに言及し、それを自分が過去にしたマイナスの行為の結果として受け入れる方法を教えてくれます。私たちが過去世で投げたブーメランが戻ってきて自分に当たるようなものだと説明しています。したがって、私が祖国を失うのは、私が過去に人の土地を奪ったからです。私の家が焼け落ちるのは、私が大昔に人の家を焼き払ったからです。人との関係が壊れるのは、私が過去に人の関係を壊したからです。こうして延々と続きます。基本的に、私たちが被害者（因果的な進化という意味合いでの自分自身のこと）を責めるのは、すべての事柄について自分で責任を取り、自分に勇気と力を与えることによって決して無力な被害者にならないようにするためです！　自分の進化過程における過去で自分を支配し、他者に対して利己的な行為をさせた張本人こそが秘密の敵です。そして、自分はそうした過去の行為の報いをいま、受けているのです。私たちがこの点を理解することによって、この新しい勇気と力が強化されます。秘密の敵の命令の下で人にマイナスの行為を働くことが二度とないように、秘密の敵を探し出して対決しようという私たちの決意を強くするのです。

秘密の敵を観察する

秘密の敵に打ち勝つためのこの重要なステップでは、私たちが自分の過去の物語を根本的に変え、無力な被害者という存在から脱皮し、自分の人生と進化上の運命に対する積極的な行為主体となる勇気と力を手に入れることが求められます。たとえば自分の環境について不平を言自分がこれまで周囲で起こることにいつも欠陥を見出してきた原因は、自分自身の不完全な認識にあることを認めます。そして世界に目を向け、邪悪さや醜さや互いに傷つけ合う人々だけを見る代わりに、自分の間違った確信に背を向け、自分の認識を浄化します。

環境保護運動家を例に取って考えてみましょう。彼らは現在の地球の危機を救おうとする英雄たちです。しかし彼らが、現状は絶望的であり、汚染者らを改心させることはできず、自分たちの抗議行動は無視され、最終的には自然破壊を阻止できないという誤った認識に陥った場合、彼らの有効性は大きく損なわれます。彼らが効果を発揮するためには、自らの内面に注意を向け、絶望感の根を見つけた上で、結果に対して先入観を持たずにひとつひとつの状況に取り組み、自分と他者に希望を吹き込むことが必要です。

より良い世界を見るために私たちの心の目を強化する実践のひとつに、「知覚の完成」というビジュアライゼーション（観想、またはイメージトレーニング）があります。これは私たちの日常的な環境を、自信と創造性を養うために精神が保護された完璧な空間であるマンダラへと変えていく体系的な方法です。日常生活をマンダラとしてイメージするためには、自分が夢のような宇宙のなかにいることを想像します。この夢の宇宙では、あらゆるものが宝石のように純粋なエネルギーで成り立ち、山々や雲はすべてこの上なく美しく、すべてのものが喜びと自由に満ちた現実であり、汚れやごみや汚染などは存在しません。マイナスのものが何もない宇宙です。

この種のビジュアライゼーションの実践は、あなたを微妙な次元へ導きます。あなたはそこで、ありきたりの世界に身を委ねる癖を捨て、自分の批判的な注意を自分自身へ向けるのです。自分の外の世界が悪く見えたり、自分の師に欠点があるように見えたりした時は、そういった認識を自分の内面へ向け、自分の知覚の欠陥と解釈します。腐敗した政治家、食糧不足、戦争、テロリズムでさえも、私たち自身の欠点の投影であると考えます。こうした形で敵を観察することは、世界を不純で不完全な場所として創造した自分の責任を受け入れることを伴います。私たちの知覚を方向転換させる上で、次のように繰り返し考えることが役に立ちます。

私が認識するすべての欠陥は、自分の心の目の欠陥と関係がある。私は、何かに対してマイナスの認識を持つたびに、自分の認識を根本的に疑い、自分の日常的な知覚の癖を克服しよう。これが知覚の浄化である。

この世界を、想像できるすべての世界のなかで最良の世界としてイメージすることは、非常に画期的な実践です。それは、内面的な革命、すなわち全面的な意識変革を必要とします。自分の批判的な能力を駆使し、万物には固定された実質的な核がないこと、また、あらゆるものが相対的であることを明確に理解しなければなりません。そして、相対的な現実は流動的であり、固定されておらず、多面的で、曖昧で、認知的に不協和があり、日常的であると同時に非日常的なものであることを実感します。あなたが自分自身を変えることができるということは、他者も彼ら自身を変えることができるということであり、したがってあらゆることが可能であると確信できます。こうして、自分を絶望から解放し、どんな状況でも自分の創造性を発揮できるようにするのです。

私たちが自分の知覚の浄化を実践する目的は、自分以外の人たちを責めることや、世界のすべての欠陥が他者によって引き起こされたと見ることをやめ、その代わりに、そういった欠陥を自分のものとして引き取ることです。このことが、自分の問題を自分で解決し、自分の未来の責任を引き受ける勇気と力を私たちに与えてくれます。自分に悪いことが起こるのは自分の過去のマイナスの行為や認識の結果だと見ることができると、私たちはすべてを方向転換させることができます。この根本的な方向転換によって、私たちはあらゆるものがありとあらゆる世界のなかで最良のものであるとみなします。菩薩を目指す人間、目を覚ましつつある英雄として、すべての生きとし生けるもののためにこの世界をありとあらゆる世界の中で最良のものにするという誓いを立てましょう。

私たちが本当に状況を変えることができる唯一の方法は、それに対する自分の反応を完全にコントロールすることです。自制は私たちにパワーを与えます。自分に悪いことが起こった時にその責任を取り、自分が作り出した問題として受け入れるなかで、私たちは他者を悪者扱いしなくなります。誰かに傷つけられた時も、腹を立てたり自分の宿命を嘆いたりしなくなるのです。次のように考えてみてください。「これは、私が以前行ったマイナスの行為に関連していて、私を浄化するために起こっている。仏陀や神々や天使たちがこうして私に教えてくれている。非常にありがたいことだ」

最初は、自分の中のあらゆる部分がこの実践に反発します。「これは自虐的ではないか」と疑うことでしょう。ところが、この方法で責任を取ることは、自虐的どころか自分自身への愛に満ちた行為なのです。虫歯を抜くことと同様に、短期的には痛みを感じるかもしれませんが、長期的に見るとはるかに大きい苦しみに悩まされる可能性を取り除いているのです。

シャーンティデーヴァは言いました。「あなたがこの惑星を歩き回る時にとげや尖った岩石を踏みつけたくないなら、選択肢はふたつある。地球全体を靴用の革で覆うか、あるいは自分用に一足のサンダルを作ることだ」。精神変革とは、あなたの魂のためにサンダルを作るということです。

共感

共感とは他者の気持ちに共鳴する能力のことですが、それがどのように発達するかということとについて、科学は興味深いことを教えてくれます。一九九〇年代に発見されたミラーニューロンと呼ばれる脳神経細胞は、私たちが人とうまくつき合うことを学ぶ仕組みについて新しい解釈を提示しました。現時点での解釈によると、ミラーニューロンは個人をその環境と調和させるための脳の装置です。私たちが他者の行動を観察し、自分の脳の中でそれを模倣することによって、彼らが感じていることを自分でも感じられるようにすることが、ミラーニューロンの唯一の目的であるようです。これを発見したチームを率いた科学者ジャコーモ・リッツォラッティは、次のように説明しています。「ミラーニューロンは、概念的な推理によるのではなく、人の内面の直接的なシミュレーションによって私たちがその人の気持ちを理解できるようにしてくれます。思考ではなく感情を使うのです」(注10)

ほとんど目が見えない新生児も、出生から一時間以内に大人の顔の表情をまねることができるようになります。つながりや気づかいや愛情について、母親の母性愛にあふれたまなざしから人生で最初の無言のレッスンを受けるのです。また、自分が無視されると、そういった良い気持ちが消えてしまうことも学びます。

ミラーニューロンの働きによって、誰かがあくびをすると私たちもあくびをし、誰かが叩かれると私たちもひるみ、周りの人たちが笑い出すと私たちも笑うのです。(実際に「あくびの伝染性」が高い人は共感能力も高いというテスト結果があります)。悪感情と好感情の両方が時にはインフルエンザに劣らないほど高い伝染性を示す原因は、ミラーニューロンにあると考えられています。人間の脳自体が、「我ら対彼ら」の隔たりに橋を架け、他者を彼らの内面から経験していけるように設計されているのでしょうか。想像してみてください。

研究者のバーバラ・フレドリクソンはこの考えを一歩進め、私たちがつながり合う方法について、彼女が「ポジティヴさが共鳴するミクロの瞬間」〔注11〕と呼ぶものに基づく新しいコンセプトを提案しました。彼女によると、愛というものは、私たちが日常生活の中でつながりを持つすべての人たちと共有するミクロの瞬間から構成されています。家族や親しい人たちに限らず、同僚やコーヒーショップのウェイターや見ず知らずの人の場合もあります。彼女がその研究の対象にした活動は、慈悲の瞑想です。バーバラはこう言っています。「身体的な観点から言えば、愛とは複数の脳と肉体へ同時に伝わっていく好感と相互的な気づかいの生体的な波動です。あなたの身体は、栄養のある食べものや運動と同様にこうしたポジティヴさが共鳴するミクロの瞬間を必要としています……ひとりひとりがこうしたミクロの瞬間をより多く経験するほど、より幸せに、健康に、賢明になっていくのです」〔注12〕

私たちと他者の間を流れるこうした好感情の「噴射」が、「まさに私たちの生命を維持してきた絆を作る」とフレドリクソンは言います。〔注13〕

ポジティヴさの共鳴の科学には、前述のミラーニューロン、オキシトシンというホルモン、そして迷走神経緊張という状態が関わっています。オキシトシンは私たちの信頼感を強め、人とのつながりを受け入れやすくする作用を持ち、愛が流れるミクロの瞬間に急増する絆と愛着のホルモンです。迷走神経緊張とは、脳を心臓や他の臓器に接続し、人が愛するための潜在能力に影響を及ぼす迷走神経の活動に関連しています。フレドリクソンが説明するように、「あなたの迷走神経は、他人と目を合わせて自分の顔の表情を同調させることができるように、顔面の小さい筋肉を刺激します。しかも、背景にある雑音のなかでも相手の声がよく聞こえるように、中耳の微小な筋肉を調節します」。(注14)

脳、神経系、ホルモンのいずれも共鳴のための準備が整っているようです。共感、そして愛でさえも、私たちが考える以上に身近にあるのかもしれません。

精神変革の過程では、交流する相手をよく選ぶことが非常に大切です。すべてが相互に関連しているという現実は、私たちがつき合う人たちから大きな影響を受けることを意味します。自分より洞察力や思いやり、知恵を持つ賢明な人たちと交流していると、そういった性質に感化されます。逆に、ネガティブな人、思い違いをしている人、自滅的な人などとつき合うと、自分も彼らのようになってしまうのです。そして何よりも重要な点は、秘密の敵である自己没入癖とつき合わないことです。自己没入癖は最悪の友なので、絶縁することをお勧めします。自己没入癖を捨てる最善の方法は、それを徐々に取り崩し、他者没入と置き換えてゆくことです。自分に得るものがあるかどうかということばかりに気を取られる代わりに、他者にとって得るものがあるかどうかに注意を向けるのです。他者のことを考えると、その利他的な思考の流れが、以前は習慣的だった自己没入の思考の流れを締め出すようになります。このことを注意深く実践した結果として起こる緩やかな変化が、精神変革の原動力となるのです。この日々の実践、行動的な瞑想の実践が、シャーンティデーヴァとダルマラクシタが説く「自他の交換」という心の訓練法です。

精神変革は、日常生活を構成している対人関係を管理するパワフルな手段です。洞窟にこもり、ひとりで瞑想することと、対人関係を良好にする精神的な実践の方法を習得することとは別ものです。私たちが思いやりを身につけることができる唯一の方法は、人と交流することなのです。そして、現実に私たちは常に人とやりとりをしています。こうした日常の社会的な交流におけるふるまい方について、私たちの自覚を養う上で役立つ瞑想は、「与える—受け取る」実践として知られています。

「与える—受け取る」の実践

「与える—受け取る（チベット語で「トンレン」）」瞑想は、敵の敵意と恐れを中和するためのひとつの方法です。私たちの幸せを他者に与え、他者の苦しみを引き受けることを想像するのです。

私たちが敵の視点に立ち、敵が私たちに対する怒りと加害欲求を持つなかで感じている緊張とストレスを感じ取ることによって、彼らの敵意を取り去ります。敵から怒りを受け入れ、その怒りの力を利用して、敵が意図していると思われる害に対し、害で報うことを欲する私たちの利己的な自己を制圧するのです。こうして敵の攻撃を自分の内面へと向け直すことによって、自分の中に習癖的に起こるマイナス感情とマイナス反応を克服します。

「与える―受け取る」瞑想では、煙のかたまりを吸い込むようなつもりで、自分の敵を含めた他者の痛みと苦しみを吸い取ることを想像しながら息を吸います。次に、その痛みと苦しみを、自分の自己同一癖から自由になった心の広がりへと消散させます。そして最後に、息を吐きながら、自分の解放された心の奥底から湧き上がり他者へ向かって流れ出す至福の光を分け与えます（「与える―受け取る」瞑想の方法は、付録二七五～二七八ページで詳しく説明します）。

「与える―受け取る」瞑想は自由をもたらす実践です。私たちは、自分の利己的な自己が敵によって打ち負かされる場面を想像することを通して、自分のこと以外考えない自己没入の精神を自分から切り離し、すべての人々を利することを願う光り輝く利他的な精神と入れ替えるのです。自分に近づいてくる害について苦悩する代わりに、次のように考えることができます。

これが起きたので私はとても幸せです。自分に与えられるどんな痛みも歓迎します。それは、私が過去に行った他者へのマイナスの行為、他者への加害を償うことになるからです。今後は不注意に他者を虐げたり罵ったりしません。私は他者に害を及ぼす生き方を捨てます。

「与える―受け取る」瞑想は、苦しみに取り組む勇気と力をもたらし、苦しみを恩恵に変えます。たとえば、私たちが思いがけない病気にかかった時、それが自分の過去の無謀な、不注意な、あるいは無神経な行為に端を発していると受け入れることができれば、それを建設的な実践として役立てることができます。ある教えでは、自然災害でさえ、私たちが過去世で宗教的な誓いや世俗的な誓いやその他の誓いを破った結果であると説いています。あなたはこれを受け入れがたいと思うかもしれませんが、考えてみてください。少なくとも、人類が地球の管理者としての責任を果たすという共同の誓いを破ったせいで、どれだけの自然災害が今日発生していると思いますか。ですから、竜巻に襲われた時は、神や自然に腹を立てる代わりに、自らの嘆きを「これからはすべてのマイナスの行為を放棄する」という個人的な誓いに変えてください。

自然災害を私たち自身の有害な行為の結果と見ることは、そういった災害の被害に苦しむ人たちに背を向けるという意味ではありません。ありとあらゆる手を尽くして彼らを助けるべきです。「与える―受け取る」瞑想とは、私たちが経験するいかなる災害も、自分を内面から変える貴重な機会と捉えて利用することを学ぶ方法なのです。

善を探す

　優しさは変革のための強力なツールです。なぜなら、自分の条件づけされた反応パターンの外へ踏み出すことを私たちに要求するからです。私たちはふだん、自分自身のことばかり考えています。特にテロ警戒レベルが二番目に高いオレンジに引き上げられた昨今は「ソト」に対する守りの姿勢を強めているので、絶えず脅威と不安を感じながら暮らしています。自分たちがいかに強くつながり合っているかを忘れ、他者との区別ばかりに気を取られてしまうと、ソトに対する反感と距離感が高まります。この視界の狭さが、私たちの反応の創造性を低下させ、幸せの可能性を減らすのです。

　私がビルマで初めて慈悲の瞑想を学んだ時、その準備段階として、人の長所を探すこと、自分が嫌いな人であっても何か良い点を探すことを練習しました。この指示を初めて聞いた私はこう思いました。「ばかばかしい！　私はそんなことはしない。それは愚かな人たちがすることだ……人の長所を探し回るなんて。そもそも私はそういうことをする人たちが好きではないのだから！」

　しかし、私は師の指示に従い、その結果目を見張るような経験をしました。私は、ふだんから不愉快で気に障る行動をするある人物を思い浮かべました。すると、彼が自分と共通の友人にすばらしいことをしてあげた場面を目撃した記憶がよみがえってきたのです。私は即座に「それは見たくない！　話がややこしくなるだけだ！」と考えました。彼の欠点を並べ立て、「敵」や「嫌いなもの」と書いてある箱に入れておく方がはるかに簡単だったからです。

私たちの基本姿勢は、人々をあらゆる行為をする可能性のある刻々と変化する存在と考えるのではなく、固定された主体と思い込むことのようです。他者の複雑性をありのままに見ることは、心の知能（エモーショナル・インテリジェンス）を要求します。それは、心理的な成長における大きなステップです。感情の複雑さについての最初のレッスンは、私たちが子どもの時に起こります。子どもの目には、最初は両親のすべてが善、その後はすべて悪に見えるのです。理想的に言えば、私たちが成熟するにつれて、真実はその間のどこかにあるという理解に達するはずです。私たちの両親は、すべて善でもすべて悪でもなく、両方が混合したものであるとわかるのです。私たちがこの本質的な曖昧さを受け入れない限り、他の人々の複雑性を見逃し、彼らに対して柔軟な態度で臨む能力を失ってしまいます。人の長所が見つからない場合でも、自分との共通点を思い浮かべることは可能でしょう。人は誰でも変化や損失や不安によって傷つきやすいものです。また、見当違いの努力をしているように見える人たちも、幸せになりたいという願いは共通なのです。

コーラン（イスラム教の聖典。クルアーン）の中で神が人類に告げます。「我々はあなたたちを……民族や部族に分けた。あなたたちがお互いを知るようにするためだ」。（注15）民族や部族の区別に関わらず、人類は一体であるというこの主張は、そういった区別が敵意ではなくより良い相互理解をもたらすべきであるという考えを示しています。いらだちがなければ忍耐を養うことができず、敵がいなければ思いやりを実践することができないように、私たちは克服すべき大きな違いがなければ「我ら対彼ら」という二元性を捨てることができないのです。

利他の誓い

ここまで来れば、頑固な自己追求が秘密の敵であることをあなたも確信したことでしょう。私たちが他者に対する怒りを止められない時、そして、自分の行為のすべてが自分と他者を不満にする時、その原因は私たちの自己追求という古い癖と根深い自己没入にあるのです。自分の目的を果たせないことが多いという場合は、つまり、私たちのマイナスのカルマの回転刃が、私たち自身の本能的で習癖的な狭い利己主義への没頭に駆り立てられ、ブーメランのように自分のところへ返ってきたということです。

私たちがいますべきことは、確実に利他的な行動を取ることです。その鍵は動機です。自分の動機を絶えず観察し、改善する必要があります。もし私たちが立派なことをしようとしても常に失敗するのであれば、おそらく私たちの動機が狭小で利己的だからでしょう。私たちが自

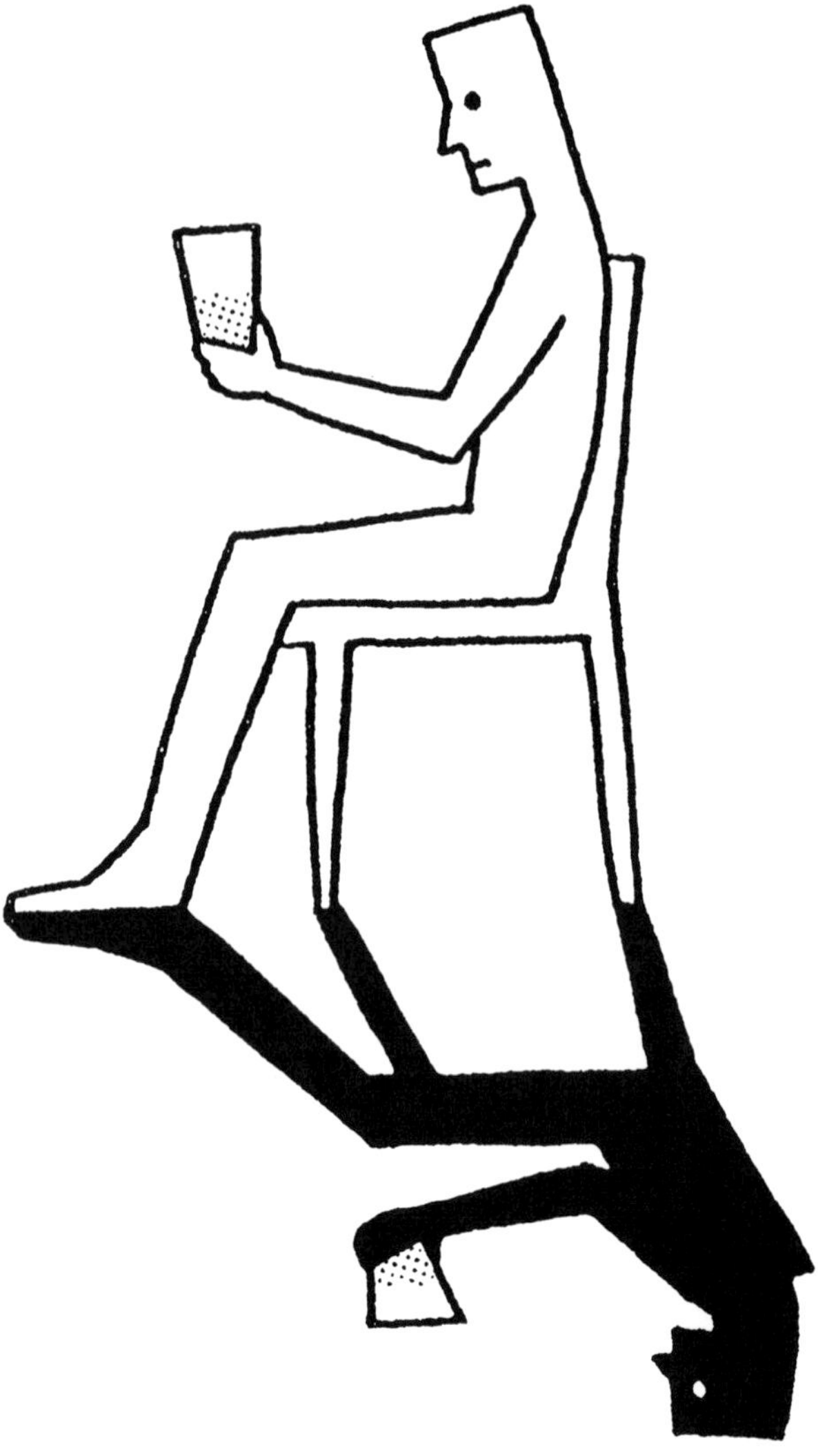

分自身のためだけに名声や利益を求めると、どんなに立派な行為も台無しになります。自分では満足感を得ることができないせいで欲を持ち、他の人々は私たちの努力に真心が欠けていると感じて関心を失うからです。しかし、私たちが自分自身への注目を捨てると、たとえ偉業を達成できない場合でも満足感を味わうことができます。

これからは、「アイ・ミー・ミー・マイン」への執着を克服し、菩薩の覚醒した精神、利他の心を創造することを誓いましょう。そうした心を養うためには、次の練習が役立ちます。

あなたが自分の持っているものに満足した時、すなわち、水が半分入ったグラスを半分しか入っていないと見るのではなく、半分も入っていると見た時のことを思い出してください。その時のあなたは、「自分は何を持っているか」や「どれだけ持っているか」という狭い利己的な視点を重視していなかったのです。「アイ・ミー・ミー・マイン」について考えていなかったのです。だからこそ、あなたの腕を一匹のアリが這い回った時、それを叩きつぶす代わりに、わざわざ安全な場所へ逃がしてその命を救ってあげるという優しさを見せたのではありませんか。

友人の言った目新しい話題にじっと聞き入った時のことを思い出してください。事実、あなたの注意が自分の外へ、他の人の方向へ向けられていたので、その時のあなたは自己への注目を一時的にやめていました。

では、こう誓ってください。私がすることすべてが利他的でありますように。常に世界へ注意を向けますように。他者の幸せに気を配りますように。ささやかなことにも利他心を持ちますように。自己没入の代わりに他者没入を実践しますように。

これが利他への転換です。秘密の敵を打倒するために欠かせないステップなのです。私たちは利他について誤解し、他者没入が自己を破壊し、苦悩を増やすと考えることがあります。ところが皮肉なことに、私たちが他者の不快感を引き受けると、自分が出会う不幸が苦にならなくなり、より幸福で強い人間になれるのです。

人生のパラドックスは常にこうしたものです。私たちは、もの惜しみする時に必ず自分が貧しいと感じます。自分が十分に何かを手に入れることは決してないと思うからです。何十億円も所有している場合でも、それをどれだけ増やせるかとか、手に入れるためにライバルを蹴落とすことばかり考えていると、決して満足できません。その数十億円のなかの数億円を失っただけで深い苦痛を感じるでしょう。その反対にほとんど何も持っていない人でも、他の人の福利に気を配っている場合は、自分が持っているわずかなものに満足することができます。本当の富とは満足感であり、また幸福とは自分の境遇や所有物に関する心配を忘れることなのです。

長期的な視点を持つ

欧米人の大半は別の人生があるとは信じていないので、この一生のなかで目標を達成することに完全に没頭しています。私たちにはこの一生しかないと考え、その結果、手に入れられるものは何でもできるだけ早く手に入れるように条件づけられています。こうした傾向を持つ人たちが利他心を持ち、他者を助けることはあり得ますが、この生涯で利益を得ることが彼らの第一の動機であることには変わりありません。

しかしいま、私たちがこの考え方を超越し、この瞬間が無限だと気づくことは可能です。私たちの過去と未来の人生の性質は、いまこの瞬間に宿っています。これは、人間は永久に繰り返しても良いと思うような生き方をすべきである、と言ったニーチェの「永劫回帰」という概念に似ています。私たちの行いはすべて永久に反響し続けるので、自分がいまどういう生き方をするかということに究極の注意を払うべきなのです。自分は死後に無となり、未来には自分の意識が存在しなくなると仮定すると、私たちはこの瞬間の無限性との接点を失います。そして、この瞬間がすべてであると考えると、物事に対する自動的な反応を克服する力も、私たちの欲と怒りを乗り越える力も得られなくなるのです。自分の行動が長期的な影響を及ぼすと考えなくなるからです。「私が今日、腹を立てたからといって何が悪い？　明日には機嫌を直し、いまからその時までの間に後悔を感じるだけだ」。では、今日の行いが無限の波及効果を持つと本当に理解していたら、私たちの反応はどう違ってくるでしょうか。私たちは、自分の精神をコントロールするなかで、瞬間の無限性ということの真の意味を理解し、自由がいま、ここにあることを理解するのです。

私たちが自分の精神をコントロールできない理由は、現世の目標に気を取られているからです。私たちのおごりと利己的な野心が、平常心を失わせるからです。したがって、自己没入という敵、自分にばかり注目する癖という敵を克服するためには、執着を捨てるということを学ぶ必要があります。欲が少なくなるほど、飢えも少なくなるものです。満足感が大きくなるほど、人にだまされにくくなります。裏を返せば、私たちに利己的な野心があるからこそだまされやすくなるのです。

何をしてもうまくいかないように見える時は、どんなに価値のあることをしていても満足できません。たとえば、聖地への巡礼の旅に出ましたが、曲がりくねった道路のせいで車酔いに苦しみ、車が故障し、旅仲間との口論が絶えず、しかも食料が底を突いたとしましょう。どんなに心を高揚させてくれる旅でも、私たちはそのありがたみを理解せず、急ぐべきだとか、ゆっくり行くべきだとか、別の場所へ行くべきだとか、人が多すぎるとか少なすぎるとか、天気が良くなってほしい、というようなことばかり考えているのです。私たちが現状に満足しない時、それは現世または前世における過去にありがたみを理解しなかったからなのです。私たちが人から親切にされた時に、その親切心を信用したり受け入れようとしなかったのは、自分自身の身勝手な考えをその人の動機に投影していたからなのです。

私たちが、ひとつひとつの行為の持つ計り知れない影響力を理解すると、自分の行為に対して極めて高い自覚を持つようになります。この「超自覚」とでも呼ぶべき状態は、自分の行為についての微妙な細部に至るまで知ることを意味します。利己的な動機や自己中心的な考え、あるいは道をはずれた行いは、ごくわずかなものであっても非常に大きなマイナスの影響を持ち得ます。ここで、究極の現実についての知識が役立つでしょう。究極の現実、あるいは絶対の境地、涅槃《ねはん》や天国とは、私たちがいつしか昇ってゆく場所のことであるという観念が一般的です。ところがこの観念の元になっているものは、世界から分離した絶対的、固定的、本質的な自己が存在するという妄想です。私たちは、自分の内部に涅槃を見つけることができないので、自分の外部の空間を越えた、空想上の空間に向かってそれを投影しているのです。しかし、私たちの内部に独立の自己が存在しないことと同様に、涅槃や天国も向こう側のどこかには存在しません。涅槃や天国はいま、ここにあるのです。それは利他的な存在、真に他者没入した、無限に広がった存在が経験するこの世界のことなのです。悟りは超自然的な現象ではありません。人生の微小な細部とそれらの無限の影響についての超自覚という境地のことを言うのです。

秘密の敵を暴き出す

私たちはここで、自分の人生を大きく変え、真の幸福への扉を開くパワフルな洞察へと近づきます。その洞察とは、すべての苦悩は、直接的にも間接的にも、秘密の敵である自己依存癖に源を発しているという自覚のことを指します。「私」の秘密の敵というものの正体が、自分の自己意識の癖、すなわち、「本当の私」になろうとする自分の必死の努力だということを発見するとは、なんと驚くべきことでしょう。それが、自分を繰り返し襲っては大切なものを盗んでいった泥棒なのです。その正体を発見すると、気持ちが軽くなります。盗まれた宝物を取り返す時が来ました。

この時点で、私たちは勝ち誇った気分になり歓喜を感じます。「私は本当の敵を暴き出しました。私を狙う悪人は、自分の外部にはいなかったのです」。これが重要な鍵となります。あなたの自己没入した精神が「これは非常に良いアイディアだ。自分が大いに得をする。早く取りに行きなさい」と言う時は、あなたを騙そうとしているのです。なぜなら、あなたはそれが自分の抑えがたい衝動であると錯覚するからです。その命令の前では無力になります。それが自分自身の思考のふりをして現れるからです。しかし、あなたがその魔物の正体を見破ると、すなわち、精神の癖自体が敵であることをはっきり知ると、自分を自由にすることができます。

秘密の敵の正体を暴き出した後は、二度と疑いを持つことはありません。これまであなたは、マイナスのカルマがふるう回転刃の標的にされ、うんざりするほど何度も切り裂かれてきましたが、ついに自分の手で無私という知恵の回転刃をつかみ、自己執着を切り倒すべき時が来たのです。あなたはこう言うでしょう。「さあ、かかって来なさい。私のマイナスの癖をすべて私にぶつけなさい。恐れも、怒りも、利己的な欲望も。私には本当の敵の正体がわかっています。マイナスの因果の回転刃が近づいてきたら、私はそれが生身の私をまっすぐに通り抜けて本当の標的へ命中するようにさせます。倒すべきものは、自己意識の癖の悪魔と絡み合った私の自己没入の悪魔です」。あなたの自由を完成させるための究極の秘訣は利他心です。それは、他者に対する愛と思いやり、そして純粋な気づかいのことです。利他心はプラスの癖、他の生きものの幸せと自由に対する依存癖なのです。

告白すること、悔い改めること、プラス思考を貫く決心をすること、そして自由を直感的に自覚することという四つの行為にはそれぞれ薬効があり、それらを一緒に使うと、自己依存癖という秘密の敵を牙や犬歯のごとく噛み砕くと言われています。こうした薬効は単なる言葉のあやではなく、実際に自分を改善する効果を発揮します。まず、自分の過去の悪行を正直に告白し認めなければなりません。心から自分の過ちと向き合います。次に、悪い行いをしたことを心から後悔しなければなりません。その後で、二度とそうした行いを繰り返さないことを心の底から決意します。最後に、悪い行いをする正当な理由などなかったこと、そして、そうした行いを再びするための口実は見つからないことを理解しなければなりません。私たちが鎖を断つのはこの瞬間です。後悔するだけでは不十分なのです。最終的に私たちは、自分の悪行の本質を見抜かねばなりません。自分の犯した罪に実体がないこと、そして自分を束縛する力もないことを本当に理解した時、私たちはそうした罪から解放され、二度と同じ行いをする必要がなくなります。人生には悪行とそれに対応する悪い帰結が無限にあります。それは裏を返せば、私たちの最終的な目標である自由も無限にあるということなのです。

自己依存癖から自由になることこそ本ものの勝利です。自分の精神を方向転換することによって、自分自身と向き合い、自分の自己を見透かした後で、自分の自己を無視し他者に没入するのです。私たちはそこで、他者への自覚を養います。これは真の悟りの実践であり、非常に深遠なものです。他者没入は、まばゆい閃光のように一瞬のうちに起こるものではありません。凝り固まった自己についての確信が、他者や自然界とのつながりの温かさにゆっくりと溶けていくに従い、穏やかに、静かに、少しずつ起こっていくものなのです。

我から我らへ

哲学者のマルティン・ブーバーは人間関係を大きく二種類に分け、ひとつを「我と汝」、もうひとつを「我とそれ」と呼びました。「我と汝」の関係において、私たちは前提条件なしに関係を結び、互いに個人として接触し、つながりを築きます。その一方で「我とそれ」の関係では、お互いを対象、役割、あるいは自分の目的のための手段として扱います。たとえば、スーパーマーケットのレジで店員と話をする時、あなたは人と話していますか、それともレジスターと話していますか。彼女が言ったことはおろか、名札にあった彼女の名前さえ覚えていないのではありませんか。私たちが自己に没入すると、自分が出会う人たちを人間として見なくなるので、時には人を傷つけるような影響を生むことになってしまいます。こうした影響を逆転させるためには、相手に注意を払うことを学ばねばなりません。エモーショナル・インテリジェンス（前出。一六八ページ参照）という概念を世に広めた心理学者のダニエル・ゴールマンが言ったように、「共感は人間の残忍行為を止める最大の力」（注16）（既訳『SQ生きかたの知能指数』土屋京子訳　二〇〇七年刊　日本経済新聞出版社より引用）なのです。

私は最近、友人と食事に行った時にこのことを痛感しました。アルコール依存症から立ち直りつつある彼女は、禁酒を大変重んじています。ふたりで通りを歩いていると、ホームレスの男性が寄ってきて金をねだりました。恥ずかしい話ですが、もし私がひとりだったら、彼に小銭を手渡して、目も合わせずにさっさと立ち去ったかもしれません。しかし、依存症の苦しみに強い共感を寄せる私の友人は、まったく違う反応を見せたのです。彼女は、この男性がもし薬物依存症であったら金を渡すことで薬物乱用に加担する結果になることを心配し、彼にこう言いました。「お金ではなく、あなたの食べたいものを買ってあげますから、そこのデリカテッセンに行きましょう」。彼はこれ以上ないほど喜びました。ふだん選択の余地がほとんどない生活をしているために、ニーズと欲求を持つ個人として敬意を持って扱ってもらうという珍しい機会を満喫しているようでした。私はこの交流を目撃して多くのことを学びました。

私の友人の行為が示した通り、共感と思いやりは、必ずしも私たちが人の欲しがるものを自動的に与えるということではありません。これは、慈悲が弱腰の態度でいつも人の言いなりになることを意味しないのと同じことです（「ノー」と言うことが愛のある対応である場合もあります）。それは単に、私たちが他者と関わる時に、相手を一種のシンボルやラベルや敵対者としてではなく、人として見るということです。こうした関わり方をすることによって、知恵から適切な反応が起こってきます。私たちが忘れずに注意を向けさえすれば、つながりの糸はいつもそこにあるのです。

私たちは、自己意識の癖の邪悪な魔物によって絶えず追い回されています。これは、私たちが問題を自覚しただけではやみません。そこで、私たちの解放された知性が持つ思いやりの力を呼び起こし、自分のエゴ依存癖がそれ自体と戦うように仕向けましょう。至高の無私という知恵を体現する文殊師利に助けを求め、第一章で触れたその最も恐るべき化身である降閻魔尊ヤマーンタカを呼び出すのです。ヤマーンタカは、私たちの破壊的な癖である自己執着を破壊します。実体のある自己というものが妄想にすぎないことを見抜いた時、私たちは万物の透明性を実感することができ、それと同時に、本能的な自己中心性が自然の幸福に向けて開いていきます。この点についての理解が深まるにつれて、私たちの幸福感も大きくなっていくのです。

私たちが秘密の敵から自由になるためには、パワフルな知恵の助けを必要とします。なぜなら、私たちの牢獄の看守は自分の自己執着癖だからです。人は習癖的なアイデンティティーのなかに閉じ込められ、しかもそのアイデンティティーを外界から守ろうとしているので、ふだんと違う新しい経験をすることができません。しかし、囚人が逃げないように見張っている看守も牢獄の横の持ち場につながれ、囚人と同様に閉じ込められていると言えます。したがって、自己意識の癖はあらゆる面で苦痛なのです。これは、あごにヤマアラシのとげが刺さった犬の状況と似ています。とげが刺さったままでも抜かれる時でもひどく痛むので、うなり声を上げ、足で引っかき、ひどく抵抗します。しかし、抜いてもらったとたんに、痛みから解放されたことを喜んで飛び回り、あなたの顔をなめ回すでしょう。

私たちが知恵の力を借りて敵を解放するということ（看守を追い払って自分を牢獄から逃がすということ）は、看守も自由にすることを意味します。取り憑かれたように硬直的で歪んだ役割から自分のエゴを解放すると、自分は真の相互関係と愛を持つことができるようになります。知恵は自己を破壊しません。なぜなら、破壊すべき独立した自己は存在しないからです。知恵が破壊するものは、固定的で硬直した自己という名の錯覚なのです。

無私ということについて、仏陀は教条主義的ではない教え方を実践していました。時には、「自己をコントロールしている」、また「自己を妄想から解放する」といった表現も使いました。人々にショックを与えて錯覚から揺り起こすために、「自己は存在しない」と言ったこともあります。仏陀は、私たちが「自己」という言葉を聞くと、まず錯覚にすぎない自己のことを思い浮かべることを知っていたからです。しかし、数千年の間に、仏陀の教えが文脈を離れて語られるうちに、「自己は存在しない」や「我は存在しない」などの表現が仏教の虚無主義の証拠として誤って引用されるようになりました。仏陀は、自分がその場に座って話をしていることや、人々が仏陀の姿を見て声を聞いていることを無視し、「我は存在しない」と言うことは、正気の沙汰とは思われないことを十分に承知していました。仏陀が意味したことは、「我は我が考えたような様態では存在しない」ということなのです。同様に、仏陀が「テーブルは存在しない」と言う時、それは、テーブルにはそれ固有の不動の本質が存在しないということを意味します。しかし、テーブルは私が手で叩くことができる何かであることは明らかです。ですから、自己没入という秘密の敵を取り除くためには自分自身を破壊しなければならないと考えることはやめてください。

「実際に」存在し、最終的に破壊され得ない自己は、相対的な自己です。相対的な自己は、常時絶対的な自己という誤った観念の残忍な支配下に置かれ、絶対的な自己という観念に対抗できずに苦しみ続けます。相対的な自己というものは、硬直的でも不動でもなく、柔軟で傷つきやすく刻々と変化します。それは単一の独立した主体ではなく、私たちの肉体、その肉体に宿った「粗雑な精神」と呼ばれることもある精神、そして魂（注17）あるいは「微妙な精神」からなるプロセスです。この相対的な自己が、生きている自己なのです。子どもたちに朝ごはんを作り、仕事へ行き、寝る前に家族にキスをする普通の自己です。私たちがこの相対的な自己を覆い隠している妄想を取り除いた時、ついにそれは不完全でありながらも完全な「仏性《ぶっしょう》」を備えた自己となります。

このように、無私の境地に達しても相対的な自己が破壊されるわけではありません。自分のエゴを踏みつけたり投げ捨てたりするわけでもありません。エゴとは「私」という代名詞にすぎないのです。私たちは、それを日常社会と関係するための道具として強化し、弾力性のあるものにします。不動の絶対的な自己になろうとする努力から自分を解放することによって、相対的な自己になることができるのです。

こうして相対的な自己、普通の自己を明瞭に自覚することは、自己の解放を達成するための重要な鍵のひとつです。自己が自己であるということは、私たちが頭のなかで、しかも言語を使って、自己と命名したからにすぎません。「私」と「あなた」という代名詞が「私」と「あなた」を創作するのです。

あなたが自己に夢中になることをやめ、自分の自己を解放すると、たとえば仕事に没頭できるようにすると……なんと、自己が消えてしまいます（心理学者のミハイ・チクセントミハイは、自己を意識せずに活動に完全にのめり込むこの状態を「フロー」体験と命名しました）！　したがって、自己を顧みないこと、自己を忘れること、自己への関心を手放すことは、それほど奇妙な概念ではありません。日常生活でも、物事を成し遂げるために完全に集中することが必要となる場合があります。スポーツ選手は、自己執着という内なる敵を一時的に取り除くことによって「ゾーンに入る」ことができます。私たちが実践によって学ぶべきは、競技場の外でもゾーンに入って生きることなのです。

分離の暴虐

私たちは、自分が宇宙の中心であるという自己中心主義的な思い込みに陥ると、敵を作り出す下地となる「我ら対彼ら」という考え方に迷い込んでしまいます。そこでは、自己没入と権利意識があからさまな暴虐をふるいます。

二〇一一年にハリケーン・アイリーンがアメリカ東海岸へ上陸し、多数の地域で浸水などの被害が起こり、何十万人もの住民が停電に見舞われました。その時、大きな被害を受けなかったニューヨーク市の人々の多くは、この深刻な災害を「マスコミの誇張」として片づけました。しかし、ニューヨーク州北部やバーモント州で二メートル近くも冠水した市町村に住む人々にとっては、彼らの生活への壊滅的な影響は誇張でも何でもありません。私たちが少しでも他者への共感を抱こうとするなら、より広い視野で世界を見る能力を養う必要があります。

それと同様に、修復的司法運動（犯罪の加害者と被害者の話し合いを通じて加害者の更正を助長しようとする活動）によると、犯罪者が自分の行ったことの影響がいかに広く波及したかを目の当たりにすると、「誰にも迷惑はかからない」「大した損失にはならない」というよくある言い訳の代わりに自分を弁護し、他者を敵視する思考に変化が起こる場合が多いそうです。たとえば、ガソリンスタンドへ押し入った罪で服役している強盗犯のケースです。この強盗によって、ガソリンスタンドの経営者は損失を被り、しかも保険料が高くなったため、従業員をひとり解雇するはめになりました。解雇された従業員は、妹を金銭的に援助していましたが、収入がなくては妹の生活費を助けることができません。先月、妹はついにアパートの家賃を払えなくなり、ホームレスになって路上で生活することになりました。こうした話を聞くことによって、若い犯罪者は、自分の行動が実際にどういう結果を生むかということについて考え直すかもしれません。修復的司法の実践の本質はここにあります。

怒り、独りよがり、プライド、そして自分が正しくありたいというかたくなな欲求などに代わる価値観を見つけることは、容易ではありません。しかし、その道を選択しない限り、修復的司法を実践することは不可能です。この選択はまた、自分の傷つきやすさに心を開き、それに寄り添おうとする意志を必要とします。チベット文化の知恵によると、人が自分の弱さを感じた時に怒りを拾い上げるのは、怒りが自分に強さを与えてくれると考えるからだそうです。見せかけの強さを手に入れるために、私たちは他者に対する敵意や排斥や悪者扱いといった戦術を使います。

許しや和解の場合と同様に修復的司法でも、被害者と加害者の双方が、「私たち」と「彼ら」を分断している壁を打ち壊そうという意志と謙虚さを持たなければなりません。自分が他者とは分離された存在であるという錯覚は、誰もが同じであるという事実を否認することによってのみ維持されています。あるクエーカー教徒の作家は、私たちの誰もが「ありとあらゆる犯罪の種子」を内に秘めていると言いました。(注18) 私たちがそのことを認められるほど謙虚になれば、他者に対する優越感や他者の人生を見下す態度を持つ根拠がなくなるのです。独善が建てる壁は、誠実さと明瞭な認識によって必ず取り壊されます。

私たちは、自分の行動が持つ世界への波及効果にほとんど注意を払わない場合が多いのですが、自分の行為がどれほど直接的に他者（知っている人たちと見知らぬ人たちの両方）に影響を及ぼすかということを思い知ると、自分の精神と心に変化が起こることがあります。「彼らに何が起こっても重要ではない」という類いの考え方から、「彼らも私と同じニーズや欲求を持つのだから私にとって重要なことだ。自分が生活を奪われたり、愛する人たちが傷つけられたりしたらどう感じるだろう?」という思いに変わるのです。注意の光を照らして見ると、私たちの共通の場が広がります。

秘密の敵に目を光らせる

私たちは、自分に起こる出来事の責任を全面的に自分で負うことによって、自己没入という秘密の敵を征服しました。ただし、その後も一瞬たりとも敵から目を離してはいけません。自己依存癖と自己没入癖は根強く私たちに染みついているので、常にそれらの危険性を忘れないこと、そしてそれらを克服するための対策を講じておくことが重要です。「精神変革の回転刃」の精神にならった祈りの言葉を繰り返すことによって、私たち自身のどう猛な知恵を呼び起こしてください。

私の自己没入を打ち破れますように！
他者没入を絶え間なく愛せますように！

この信念を心に誓い、この祈りを何度も繰り返し、あらゆる状況にひとつずつ当てはめていきましょう。

まず、自己依存癖と自己没入癖という秘密の敵の有無を言わさぬ支配の下で、人生を何度も生き、苦しんできたことを思い出してください。仏教の宇宙観では、地獄道、餓鬼道、畜生道の三つが最も恐ろしい世界、あるいは心の状態であるとされています。一番想像しやすい世界は畜生道でしょう。自分がガゼルであると想像してみてください。ライオンの群れがあなたを追いかけ、生きたまま食らいつきます。横腹や太ももを食いちぎり、喉を引き裂き、あなたをぼろきれのようにふり回します。バンビのようなガゼルのロマンチックなイメージはすぐに色あせることでしょう。

私は、初めてこうした恐ろしい世界の悲惨さについて瞑想した時、ウォルト・ディズニーの『砂漠は生きている』という映画のイメージで頭がいっぱいになりました。このドキュメンタリーは襲撃の連続を描いています。ハチがタランチュラに食べられ、タランチュラがヘビに食べられ、ヘビはタカに食べられ……いつも誰かが死角から誰かに忍び寄り、むさぼり食っていました。チベット人たちは、畜生道を「獣が獣を食う」と表現します。人間に近い高等な動物にはもう少し安楽がありますが、それでも警戒を怠ることができないみじめな生涯を送ります。

畜生道の下にある世界は餓鬼道と呼ばれ、大きく膨れた腹と針のように細い喉を持つ生き物が棲んでいます。彼らは、たった一滴の液体か一口の食べものしか一度に飲み込むことができないので、飢えによる腹の痛みと喉の渇きに絶えず苦しめられます。これは、極度の渇望と満たされることのない飢えと渇きの状態です。

地獄道は、それよりはるかに恐ろしい世界です。凍えるほど寒い地獄、沸騰した灼熱の地獄、身体を押しつぶされる地獄、身体を切り刻まれる地獄などがあり、そこに落とされた亡者たちは永久に極度の痛みや苦しみにさいなまれます。しかし、私たちはこうした心の状態を生々しく想像するにも関わらず、それに対して十分な恐れを抱きません。地獄の亡者の拷問のような状態に陥ることは絶対にないと確信し、自分に独自の地獄をもたらすような行動を取り続けるのです。ダンテ風の地獄に思いを巡らすことは、私たちにとって大いに役立つでしょう。恐怖は、私たちが破壊的な癖を克服するためにプラスの行動を取るように刺激を与えてくれることがあります。仏教の聖人ミラレパにとっては、自分の悪行を省みた時に感じた恐怖が、彼を悟りへと駆り立てるきっかけとなりました。列車があなたをめがけて突進してきた時、アドレナリンが体内を駆け巡ってあなたを飛び退かせるように、恐怖も行動を起こす上で役立つパワフルな力に成り得ます。

私たちが自己依存癖に関する洞察を得るにつれて、自分の中の自由とパワーは自然に大きくなっていきます。私たちからかもし出される自信と充足感が、人々から羨望と称賛を集めるようになるでしょう。しかし、精神鍛錬の熟達者としてのおごりやうぬぼれに屈しないために、自分の自己没入癖に対して知恵の刃をふるい続けることが極めて重要です。あなたが「私は目覚めた。批判的な知恵を呼び覚まし、無限の生について洞察を得たので、私は特別である」という思いに誘惑されそうになった時は、精神変革の心構えを新たにし、善の根源である他者没入のエネルギーを呼び起こしてください。これが、自己意識の癖という秘密の敵とその共謀者である自己没入に対する防御策なのです。「私は特別である」という思いのなかの「私」という言葉に、いかに深くこの癖が染みついているかを示しています。しかし、無私という知恵、そして、完全な自由というものの広大さが万事ありのままの状態であるという直観が、善に対するこの上ない関心を持ってこの世界を生きるという姿勢へと私たちを連れ戻してくれます。

自分が洞察を得たことに慢心し、最少の努力によって最大の成果を達成しようという怠け心が出た時には、直観的な知恵を呼び覚まそうとする意志を奮い起こす必要があります。「私」の自己没入、「私」の自己執着、「私」の自己意識の癖、自己没入は私たちを急速に弱めていきます。自分がその奴隷である間は理性的な思考をすることが難しいということを、よく理解しておかねばなりません。私たちは、友人のありがたみを忘れるようになります。物欲には限りがありません。熱狂的な商業主義に偏った文化の下で欲望に駆り立てられます。「私はこれなしには生きられない。これを手に入れなければならない」と考えるのです。そのうちに、世界を買い占めようとたくらむようになります。では、盗みはどうでしょう。どこにいても、盗みは人々の頭の片隅にあります。大掛かりなものとは限りません。誰でも所得税を少しごまかしたことがあるはずです。自己没入の悪魔の虜になると、世界の役に立つような方法で生計を立てることを考える代わりに、宝くじが当たることを夢見るようになります。

人間は欺くことに長けており、物事を自分の思い通りに運ぶために巧妙に立ち回ります。私たちは、そうした抜け目のなさを子どもの時に身につけるのです。自分の欲しいものを親が持っていると、とりわけ愛らしくふるまいます。幼い頃から、プレゼントが欲しいことをほのめかし、好意を得るためにこびへつらい、認めてもらうためになでさすることを学びます。どんなにたくさん手に入れても、決して十分ではないか、あるいは欲しくないものばかりだと感じます。決して満足しないのです。自分がいま持っているものや、いま一緒にいる人から楽しみを得ることができません。恋人同士でさえ、お互いより良い相手がいるかもしれないと考えて目移りしてしまいします。私たちは、人のために最小限のことしかしてあげないにも関わらず、彼らに感謝の心がないとか、恩返しをしてくれないなどと愚痴を言うばかりです。これがまさに人の精神の働き方なのです。たとえ極楽に住んでいたとしても、みじめな人生を送ることでしょう。

私たちは、精神変革の回転刃を利用してこうした個人的な癖と対決します。知恵の化身ヤマーンタカの姿をした、死を抹殺する知恵に呼びかける「私」は、健全な「本物の」人間です。この自由を切望する生身の「私」は、自己没入した「私」という敵に常に虐げられていま す。この敵の悪行に立ち向かうのです。この偽者の「私」、決して満足せず、欺いてばかりいる、まやかしの構築物である「私」は、私たちが無私という知恵の回転刃で休みなく追いかけなければならない秘密の敵です。

ダルマラクシタは高いレベルの悟りに達していたので、指導者や人としての役割を果たす上で注意しなければならない執拗なマイナスの癖のパターンについて鋭い自覚を維持することができました。彼は、人のためになる尊師とすでにみなされていたにも関わらず、個人の精神が持つ自己中心性あるいは欲望や憎悪といった本能的な性向を警戒することについて、手本を示したいと望みました。そして、容赦なく自分の弱点を暴露します。

自分の理想に反して、私はくわえた骨を離そうとしない犬よりもけちです。
頭は良いかもしれませんが、すべての徳の土台となる他者没入は、
いまだに自己没入思考の颪によって吹き飛ばされてしまいます。
ですから、死を抹殺する知恵にお願いします。
私の危険な利己思想家の頭を打ち砕いてください！
私の秘密の敵、利己心を抹殺してください。

私は高潔で純粋であるはずなので、
心底からこれを愛したり、あれを嫌ったりしてはいけないことになっています。
ですから、私は愛や嫌悪を自分の奥深くに隠します。
他人の欲や憎しみばかりに目を留めます。

そして、彼らを不当に叱りつけ、自分の欠点を彼らに投影するのです！
私は自分の自己執着心をまだ取り除いていません。
それなのに、どうして彼らの欠点にけちをつけることができるのでしょうか。
ですから、死を抹殺する知恵にお願いします。
私の危険な利己思想家の頭を打ち砕いてください！
私の秘密の敵、利己心を抹殺してください。

気づきは、自己没入の危険が継続していることについて絶え間ない自覚を私たちにもたらし、超越的な知恵の必要性を強調します。私たちは、自分の進化の過程で自己依存癖の魔物によって負わされた因果に向き合えるようになると、過去にその支配下で犯した悪行の償いとして、すべての困難を受け入れられるようになります。そして、死を抹殺するヤマーンタカによって力強く象徴される知恵を養おうという気持ちを持つのです。完全な決意を持ってヤマーンタカをいますぐ呼び出し、自己没入の魔物から自分を自由にすることを求めましょう。私たちの最も奥深い部分に潜み、自己になりすまして私たちを打ちのめし、自由と幸せに満ちた自然な人生を絶えず台無しにする敵を抹殺することを懇願するのです。

あなたの大いなる思いやりによって、こうした下向きの進化から、
欲望の車輪を回すという愚かな行為から、
私を救済してください。
あなたが私の偽りの自己に打ち勝つことを祈願します！
このマイナスの自己、惑わされた自己、
自己を絶対的であるとみなす自己、誇大妄想狂の自己を征服してください！
それを征服することを懇願します！

私はあなたを大声で呼びます、偉大なヤマーンタカ！
私だけではなくすべての生きものの
人生のありとあらゆるみじめさを取り上げて、
私の自己依存癖の上に積み上げてください。
私の自己執着をいけにえとして、
本物の私、無私の私を解放してください！
私の自己没入、自己同一が、私を破壊します。
すべての生きものの苦しみをその上に積み上げてください。
すべての悪い考え、すべての依存癖、五毒、

妄想、欲望、嫌悪、虚栄心、ねたみ……
私の自己に成りすます魔物の上に積み上げることを祈ります！

この教えは、火で火を制す、あるいは毒で毒を制す同種療法《ホメオパシー》に似ています。この段階で「私」は、すべての悪が自己執着から生まれる仕組みが見えるようになりました。しかし、私はいまでも自分の精神のなかの自分の言葉を聞いています。そこでヤマーンタカに訴えて、あらゆる手術用具をもって私の無意識の中、精神を組成するDNAの中へ入ってもらい、この常習的な自己本能、私が自分自身と同一視する自己関心、自己執着、自己顕示の声を破壊してもらうのです。

私が他のすべての生きものの優しさについて瞑想する時、他のすべての生きものが私に優しくしようとしていること、彼らには私に害を与える意図がないこと、私が経験するすべての害は私の自己意識の癖によって刺激されたものであることがわかります。私は、他者が望まないものをすべて自分で引き受けます。自分の徳のすべてを他のすべての生きものに捧げます。そして、固定的な自己を方向転換するという誓いにしたがって、他のすべての生きものの罪や苦しみや毒を利用し、知恵を駆使して、それらのものを悟りに到達するための薬に変えることができます。利己心と自己中心癖の魔物がヤマーンタカによって打ち倒された時、私たちはついに長いこと待ち望んだ満足する幸せを手に入れます。

ところが、自己本能と自己没入の悪魔より深い場所に、まだ何かが潜んでいます。日常生活のなかの、いまここにある涅槃の完全な喜びを損なう小さな割れ目が存在するのです。この段階で、私たちはより深く微妙なレベルの自己依存癖、すなわち超秘密の敵と遭遇することになります。

死による偉大な目覚め

たいていの人は死を最大の敵と考えます。物質主義社会の一員にとって、自分の肉体が滅びる運命にあるという現実ほど恐ろしいものはありません。

死は、肉体の敵にとどまらず、意味の破壊者ともみなされています。他の動物とは違い、人間は自分の人生に何らかの意味をもたせる必要性に駆り立てられます。意義を持ちたいという私たちの欲求に鑑みると、死というものは、土壇場になって、名声を得るという望みを消し去って人生を無に変えてしまう敵なのです。

仏教は、生と死というものをこうした還元主義的な視点から見ていません。生とは、無常という敵が必ず勝利する勝ち目のない戦いではなく、死との聖なるつながりを持つ切り離すことのできないプロセスであると考えます（対立するエネルギーが一体となっている陰陽を思い浮かべてください）。

死滅が約束されているからこそ、私たちがそれを受け入れさえすれば、人生を豊かにすることができます。人として生まれたことの尊さに対する感謝を深め、同様に死を免れない兄弟姉妹と思いやりを通じて絆を結ぶことができるのです。

スピリチュアルの教えの多くがこうした説を唱えています。死が私たちの存在を滅ぼすのではなく、人生の意味を際立たせてくれるという考え方は、この最も恐れられている敵を、自分の影のような身近な親友に変えてくれます。

中国の賢人であった荘子は、人間が免れることのできない条件のたとえとして、ある男が自分の影と足音を恐れてそれらを取り除こうとした話を書いています。このおびえた男は、自分の影を突き放そうとして走り出しましたが、もちろん影は一足ごとに難なくついてきます。そこで自分の走りが遅いからだと考え、まったく足を止めることなく走る速度を増していった結果、ついに力尽きて死んでしまいました。この哀れな男は、日陰に入りさえすれば影はすぐに消えてしまうということに気づかなかったのです。そして、もし彼が座って動かなければ、足音も消えてしまったでしょう。

自分自身の死を受け入れるということにも、同じ原理が当てはまるのです。無常についての知恵が大きくなると、それに比例して恐れが小さくなります。私たちが静かに座り、気づきの実践を通して精神を集中させると、パニックの足音が次第に遠ざかっていきます。死の必然性を意識すると、より大きな気づかいと感謝の気持ちを持って生きるようになります。こうした自覚が心のなかに慈悲を招き入れるのです。私たちは、自分の人生のひとつひとつの瞬間にその発生（経験）消滅のプロセスを完全に体験する時、生まれ変わるために（目を覚ますために）、それぞれの瞬間に「死ぬ」ことを学びます。死は、私たちの最大の敵どころか、実は覚醒を促す偉大な現象です。そして、実際の死の試練が訪れる前のいまこの瞬間こそが、死を受け入れるということを実践すべき時なのです。

これを実践することは容易ではありません。ほとんどの人は、自分がいつか死ぬという事実を直視できないからです。人の精神は、それ自身の消滅に対して防御を固めています。また、愛する人たちが死ぬ運命にあるという事実にも抵抗します。古典的なキサー・ゴータミーの説話は、こうした抵抗や現状否認が人を極端な行動へ走らせることを語っています。裕福な男の妻であったキサー・ゴータミーは、幼いひとり息子を亡くした後、慰めようのないほどの悲しみと絶望に打ちひしがれました。愛児を亡くしただけでなく、自分が生きる理由も失った様子で、誰の助けも受けつけません。彼女が息子の亡骸を抱えて町中をさまよい始めた時、人々は彼女が深い悲しみに耐えきれずに正気を失ったと考えました。ついに彼女は仏陀に助けを求めました。愛児を生き返らせてほしいと哀願したのです。仏陀は彼女に、子どもを生き返らせるためには、これまで死人を出したことのない家から白いカラシの実を集めてくるように言い渡しました。

キサー・ゴータミーが家々を回って尋ねたところ、死人を出したことのない家など一軒もありませんでした。彼女は大いに落胆しましたが、そのうちに、死人を出したことのない家が見つからない理由は、人は死ぬ定めにあるからだということを理解したのです。自分の誤りに気づいた彼女は、仏陀のところへ戻りました。仏陀は彼女を慰め、無常についての教えを施したのです。キサー・ゴータミーは、この教えを聞いて目覚め、悟りへ向かう第一段階へ到達したと言われています。そして、彼女はついに愛児を埋葬することができました。

これは極めて重要な教えですが、こうした方法で彼女に教えるということは残酷だという見方もあるかもしれません。しかし、仏陀の導きによってキサー・ゴータミーは自分が例外ではないことを知り、その真実が彼女の目を開かせました。彼女は、自分がいまだに生の営みの一部であることを理解したのです。彼女の子どもは死んでしまいましたが、生の営みは続いています。そして、耐えがたい損失に苦しむ他の人々に対して思いやりを持つということのなかに、継続する生の営みの一部を見出すことができたのです。

私たちは、世界を再生すること、そして、病や老いや死に立ち向かう他の人々の苦しみを和らげるために努力をすることによって、自分たちを再生します。死に対する憤りを思いやりのある行動に変えることを学ぶという実践は、簡単にできることではありません。ある角度から見ると、人生は完全に不公平です。やっと生き方のコツがわかってきた頃に死ななければならないのです。かつてアルコール依存症だった人が私にこう言ったことがあります。「まったくいまいましい。禁酒と精神の健康の回復にたくさんの時間とエネルギーを費やしてきたのに、今度は別の病気にかかかるなんて」

私たちが死ななければならないということは確かに不公平です。しかしながら、それは事実なのです。一番重要な点は、私たちが憤りの叫び声をどう使うかということです。私の友人であった故リック・フィールズは、自分の憤りの一部を「Fuck you, Cancer（がんよ、くたばれ）」などの詩を書くことに向けました。リックは転移性の肺がんの再発を何度も経験し、長年にわたり通常医療と補完代替医療の両方によってがんと闘いました。彼は怒っていないふりをしたことは決してなく、そのせいか、最後には驚くほどの温情に満ちあふれていました。そして、自分の死を敵に回さないのだと話していました。私たちの文化では死が一種の裏切り、すなわち起こるべきではない出来事とみなされることが多いのです。死の否認は、自分で万事をコントロールすべきであるという観念に結びついています。死は、私たちがどういうわけか自分の肉体をコントロールできないという証拠であり、したがって、何か異質なこと、悪いことが起こっているという結論に私たちを導くのです。リックは果敢に死に立ち向かいましたが、憎しみの虜になったり、自分の死にゆく肉体に間違いが起こっているなどという妄想を信じたりしたことはありません。

私たちは、思いもよらない分野に攻撃性を取り込むものです。今から三〇年ほど前に、ビジュアライゼーションが通常のがん治療の補完療法として人気を集めた時、患者たちは自分のがん細胞を宇宙からのインベーダー、そして自分の免疫系をがん細胞を退治する鎧姿の騎士であると想像することを勧められました。ビデオゲームが普及すると、敵の細胞をむさぼり食うパックマン風のイメージが騎士に取って代わりました。そうしたイメージが効果を上げた人たちもいましたが、私のところに来て「それはできません。私には攻撃的でない方法が必要です」と言った人たちもいました。自分の病んだ肉体を戦場としてイメージすることに違和感を覚えたのです。こうした人たちは、その代わりに調和のイメージを使うことを選びました。がんを敵とみなすのではなく、生きようと努力する細胞が過剰に、急激に増殖し、侵略的になったと考えたのです。治癒を実現するためには、ビデオゲームの中の自分を想像するよりも、自分の人生とより平和的な関係を持てるようにすることを目指し、自分のすべての経験を、混乱、怒り、恐れ、そして喜びと平穏もすべて含めて調和させる必要がありました。

彼らは、自分の生命力ががんを通して発現したという考え方を維持する必要がありました。がんは彼らの生命力の発現だったのです。この視点から、彼らはがんを異質な敵としてではなく、誤った方向へ導かれてコントロールが利かなくなった自分自身の一部と見ることができました。これは、受け身の姿勢やあきらめの言い訳にすぎない弱気な、あるいは自滅的なアプローチではなく、実は先ほどの攻撃的なアプローチとはまったく異なる勇気と力を湧き起こす病気とのつき合い方でした。私たちは、強さが本来攻撃的なものであるといった考えに慣らされているので、愛や優しさや思いやりの力を理解するためには完全な方向転換が必要になります。し怒りと温情という大きく異なる感情の狭間でバランスを取ることは容易ではありません。

かしそれが自由への道なのです。死は、私たちの手からコントロールをもぎ取ることにより偉大な解放者となります。私は最近、友人の死の二週間ほど前につき添いをしました。彼女は自宅に戻っており、ダイニングルームにベッドが置かれていました。庭に向かってドアが開かれ、彼女の命が次第に流れ去っていくそばで、優しいそよ風と小鳥たちの声が室内に流れ込んできました。彼女は意識を失ったり取り戻したりしていましたが、しばらく沈黙した後、少々取り乱した様子で私の方を向き、「私のものを全部通りの向こう側へ移動しなければ」と言いました。

「どういう意味？」と私は聞きました。

「複雑なの！」と彼女は答えました。

私は彼女の言葉を理解できず、何を言うべきかわからなかったので、彼女が人々から、そして私から、どれほど愛されているかを話しました。それから一時間ほどして、やっと「通りの向こう側」の意味らしきものが思い当たりました。「少し前に、あなたのものを全部通りの向こう側へ移動しなければいけないけれど、それが複雑だって言ったでしょう」と私は言いました。「実は、全部持っていく必要はないの。何も持たずに向こう側へ行けばいい。それで大丈夫」

「本当に？」彼女は聞き返しました。「本当よ」と私は答えました。

私たちが現世の物事に執着する傾向は、転生の度に自分の物事（物質的な所有物、感情的な重荷、古い思い込み、習癖的な反応）を引きずっていくよう急き立てます。そういったものは、手放すことを考えるだけでも難しいので、生死の境を横切る時にすべての物事を実際に手放すということが容易ではないことは言うまでもありません。私たちが死を敵とみなすのももっともなことです！　執着を手放すプロセスは複雑です。無執着は、ともすれば無気力や無関心、抑うつ、引きこもり、感情の拒否などに姿を変えやすいからです。しかしそれは、感じることを拒否したり、無関心になったり、愛する人たちに背を向けたりすることではありません。どんな経験であれ、あなたが経験していることを自分から切り離すということではないのです。無執着は、完全に正直で、あるがままの真実にしっかりと根を下ろしています。私たちがこの段階へ到達する頃には、計略をめぐらそうとする必要性も欲求も感じなくなり、うまく立ち回ろうとする時間も目的も無駄に思えるようになります。

無執着は、離俗（世俗を離れること）と同様に、一種の正直なのです。死を目前にした人たちと時間を過ごしたことがある人は、彼らがたびたび他の人にはほとんど見られない一種の輝き、明晰さ、知恵、率直さなどを見せることを知っているでしょう。精神的な実践を積み重ねた人たちの人生の最後に居合わせることは、感動的な体験に成り得ます。マインド・アンド・ライフ・インスティテュートを創設したチリ人科学者で、ダライ・ラマの親しい友人でもあったフランシスコ・ヴァレラは、このことを非常に美しく例示してくれました。脳科学とスピリチュアルの実践を統合することに一生を捧げたヴァレラは、『Monte Grande』というすばらしいドキュメンタリー映画で、死が自由をもたらすパワーについて語っています。撮影時、彼は非常に容態が悪く瀕死の状態でしたが、映画のなかではその身体が光でできているように見えました。

「それは日々内観すること（内面を観察すること）です」。フランシスコは、何年もがんとともに生きた後、死のプロセスについてそう説明しました。「ひとつの瞬間から次の瞬間へと手放すこと、心の迷いを手放すこと、次の息を吸うためにこの息を吐いて手放すことです。これは最終的な手放しのための準備と言えます。すべてを手放す境地では、見送ることに近いでしょう。持っているものを落とすのではありません。見送ること、そして惜しまないこと。死ぬことによって、私たちは惜しまないことと手放すことを実践するのです。すがりつかないことです。それが手放すプロセスです」

状況が刻々と移り変わること、そして発生する性質を持つ物事はすべてすぎ去ることを理解すると、私たちはいま、この瞬間へ連れ戻されます。このことは、まだ明日があると安易に考えるという意味ではありません。人生に限りがあることや、一生が非常に速くすぎ去ることを認識すると、精神的な切迫感が生じます。それは、私たちの宿敵である恐れやパニックではなく、強い目的意識を呼び覚ますのです。私たちは、本当にその認識に近づいた時、それを障害や壁と考える代わりに絶好のチャンスと見る必要があります。そうすることによって、自分の日常生活とスピリチュアルな実践に身を入れ、全力を注ぐことができるようになるのです。

チベットの偉大な行者であったミラレパは、選択や決定をする前に必ず次のように自問しました。「これが人生の最後の日であったとしたら、私はどうするか」。これは、自分の人生をレーザービームで照らし、偽りをはぎ取るという驚くべき行為です。ぜひ試してみてください。

私は、インドに住んでいる時にミラレパの実践を試してみました。一ヵ月ほどの間、頻繁に自問することを決心したのです。そして、この実践がもたらした大きな変化にショックを受けました。こうした誠実な視点から選択をすることによって、私たちはどんな出来事に遭遇しても恐れを抱かなくなり、感情的・肉体的痛みに負けずに目的を貫く強さを手に入れることができるのです。自分の経験の奥深くまで見通すことができるようになるので、もはや決定を延期したり、回避したり、断念したりしなくなります。優先順位を決めることが簡単になるのです。

私の教え子のひとりであるエリーサ・コマースは瞑想の指導者であり、がんを克服した長期生存者です。彼女は、この方法が自分に及ぼした効果を次のように説明しています。

自分の人生観に本当の転機が訪れたのは、当時シャンバラ瞑想法の師であったヴィヴィアン・ソヴィンスキーから、私が受ける予定だった乳房切除手術を「実践」と考えるように言われた時でした。そう、「実践」です。彼女は、それが「死を迎える実践」だと言ったのです。究極の死を迎える練習をするチャンスを得た私は幸運だと言うのです。誰も話したがらないあのビッグバンの日です。人生の終わりです。もう息がありません。顔に白い布をかけられます。白鳥の歌（死の間際を意味する婉曲表現）です。愛する人たちは泣きながら、または呆然としながら、または、早く遺言状を読みたいと思いながら、家路に着きます。ジッパーつきの青い遺体袋のなかへ。棺のなかへ、または火葬の薪の山へ。おしまいです。フィニート（イタリア語で「終わり」の意味）。あなたはもう存在しません、ピリオド。最後です。バイバイ。

ヴィヴィアンが冗談でそう言ったのではないという事実に、私は不意をつかれました。腫瘍摘出手術の失敗を三回も経験したこの優しく素敵な人が、死ぬ練習をするために自分の大切な肉体の一部を失うという幸運を楽しみにしなさい、と心の底から私に語りかけたのです。彼女は気が狂ったのでしょうか。ところが、どういうわけか効果があったのです。その時点から、私は自分の乳房を、ヴィヴィアン・ソヴィンスキーが言った「すべてを引き渡す」瞬間に備えて自分を助けてくれる美しい捧げものだと思うようになりました。

私たちは、自分がいつどのように死ぬのかは知りませんが、確実に死を迎えることはわかっています。ですから、死を自分の敵に回すことは理にかないません。必然的な現象との勝ち目のない戦いを繰り広げ、残りの時間の一瞬一瞬に私たちを待ち受ける様々な機会から自分の貴重なエネルギーをそらしてしまうだけなのです。

注9　"Health Is Membership", The Art of the Commonplace: The Agrarian Essays of Wendell Berry (Berkeley, CA: Counterpoint Press), p. 146.
（既訳《『ウェンデル・ベリーの環境思想―農的生活のすすめ』加藤貞道訳　二〇〇八年刊　昭和堂》は抄訳本であり、当該エッセイは含まれていません）

注10　Sandra Blakeslee, "Cells That Read Minds", The New York Times, January 10, 2006, www.nytimes.comより引用。

注11　Barbara Fredrickson, Love 2.0: How Our Supreme Emotion Affects Everything We Feel, Think, Do, and Become (new York: Hudson Street Press, 2013), p. 35.

注12　Barbara Fredrickson, "The Big Idea: Barbara Fredrickson on Love", The Daily Beast, February 14, 2013, http://www.thedailybeast.com/articles/2013/02/14/the-big-idea-barbara-fredrickson-on-love-2-0.html.

注13　Barbara Fredrickson, Love 2.0: How Our Supreme Emotion Affects Everything We Feel, Think, Do, and Become(new York: Hudson Street Press, 2013), p. 29.

注14　同書、p. 54.

注15　ユスフ・アリによる英訳書（49:13節）より

注16　Daniel Coleman, Social Intelligence: The New Science of Human Relationships (New York: Bantam, 2006) p. 117.

注17　魂《ソウル》は、西洋の翻訳者らが仏教の経典に出てくるサンスクリット語のatma（パーリ語〝atta〟）の訳語として使った言葉です。彼らは、死後に天国や地獄へ行く「不滅の魂」というキリスト教思想を避けようとする傾向があったために、仏陀が「魂」というものの不在を発見したと論じました。仏陀が魂は存在しないと言ったことはありましたが、それは目や耳や鼻などが存在しないという一節の中で言ったもので、「絶対的な魂、目、耳などというものはない」ことを常に意味していました。したがって、私たちは相対的な目や耳などは持っているので、相対的な魂を持っていることもあり得ます。それは、転生を続ける私たちそのものである刻々と変化する精神の連続体、超微細なしずく、あるいはスピリチュアルな遺伝子を意味する聞き慣れた言葉を使って表現するなら、「無私の魂」ということです。

注18　Byron J. Rees, The Heart Cry of Jesus (1898) (Whitefish, MT: Kessinger Publishing, 2010), p. 17.

第四章　超秘密の敵に打ち勝つ

外なる敵、内なる敵、そして秘密の敵を克服した後は、自分の中に喜びと幸福が湧き上がってきます。人生の真の意味と目的を理解できるようになるのです。ありのままの宇宙の性質が善であると信じます。すべての存在と一体感を持ちます。人と人との隔たりもなければ、自他や「我ら対彼ら」の区別もありません。完全に真理に目覚める可能性を確信しながら前進することができます。

ところが、それまでの努力と成果にもかかわらず、私たちの幸せに影を落とすものがまだあるのです。それは、自分の心の中に広がる自由の大海原のイメージと、ありきたりの生活の中で起こる波乱や終わりがないかのような争い事の日常体験との格差です。それが私たちの超秘密の敵なのです。では、どうすればこの敵を克服することができるのでしょうか。それとも、私たちの内界と外界の不一致、心に描くものと自分で達成できるものとの格差は、決して消えることがないのでしょうか。

この超秘密の敵の根源は、自分のなかの奥深くに見つかります。どのような喜びや幸せを経験していても、私たちの心の底には懸念が残っているのです。それは、自分には究極の現実のこの上ないすばらしさを経験する値打ちがないという思い込みです。では、自分が本当の充足感や我を忘れるほどの幸せ、そして万物への愛や万物からの愛を経験するに値しないと言ったのは誰だったのでしょう。自分の心の奥底で、人生に対する期待がこれほど低いのはなぜでしょうか。超秘密の敵とは、私たちの自尊心の低さのことなのです。

自分に値打ちがないというこの思い、すなわち自己卑下や自己嫌悪、自己抑圧の癖は、恐れと無知が蔓延する私たちの文化によって子どもの頃に叩き込まれた根深い劣等感から起こります。劣等感は私たちの想像力を損ない、熱意を抑制し、悲しみと絶望の中に私たちを閉じ込めます。この超秘密の敵を克服し、私たちの四つ目の、最後の勝利を達成するためには、まずパワフルなエネルギーを手に入れることが必要です。それは、以前には怒りと憎しみによって支配されていたすべての影を消し去る火と光のエネルギーと、欲望や執着や貪欲と固く結びついていた水と流れのエネルギーのことです。こうしたエネルギーを知恵によって自分の武器に利用するのです。

これは、金剛乗(ヴァジュラヤーナ)と呼ばれるタントラ仏教の領域です。伝統的な仏教の教えの中で、タントラ(サンスクリット語で「織物」を意味し、一般的には宗教の経典のこと)が密教として秘密にされてきた理由は、最初の三つの勝利を遂げてからでなければ超秘密の敵に勝利することができないからです。私の師であるタラ・トゥルク・リンポチェによると、まず知恵を使って自己中心的な苦悩の世界を破壊します。そして、無限のエネルギーを静かにたたえた自由の空間が放つ清らかな光を見つけたら、再び知恵をタントラ(文字通りに言えば、生命と知恵と愛の無限の「連続体」)として駆使し、愛と思いやりの世界を新たに築くことによって、他者がそこで自由と幸せを見つけられるようにするのです。

私たちが、忍耐を使って怒りと憎しみを克服する能力を身につけた後は、もはや忍耐を強化

するチャンスとして痛みや苦しみを利用する必要はありません。さらに、固定され隔離された自己という意識を手放すことによって自己意識の癖を克服した後は、敵（加害者）と害と私（被害者）の間に隔たりはないという自覚のなかで安らぎを感じることができます。寛容、洞察、そして許しによって怒りを制圧した後は、知恵を使って怒りの猛烈な炎をクリエイティブに利用することができるのです。あれほど破壊的だった力が、高潔なエネルギーに変換されます。

自己嫌悪

ダライ・ラマの亡命政府があるインドのダラムサラに滞在していたある日の午後、私はダライ・ラマと科学者や哲学者の一団との会議に同席しました。話し合いのトピックは「癒しの感情」でした。チベット語には感情や情動に相当する言葉がないらしく、会議は最初からおもしろいことになりました。彼らの伝統では、人には様々な精神状態や心理状態はありますが、感情と呼ばれるものはないそうです。

ある時点で、私はダライ・ラマに質問しました。「猊下《げいか》（ダライ・ラマ法王の敬称）は自己嫌悪についてどう思われますか」。彼は戸惑った顔つきで聞き返しました。「どういう意味ですか」。そこで私は、アメリカの文化に広まっている自己嫌悪、すなわち自分に価値がないとか、愛さ

れる値打ちがない人間であるとか、自分が罪深く卑しく神経質な生きものであるという思い込みのことを説明しました。ダライ・ラマは、困惑した様子で質問しました。「人はすべて生まれつき仏性を備えているのに、自分を嫌悪するとはいかなることか」「自己嫌悪は一種の神経病という可能性はないのか」「それは危険なものか」「人を暴力的にすることはあるのか」と。

ダライ・ラマの困惑によって明らかになった文化の違いは、私にとって興味深いものでした。西洋人の間には、結局のところ、人間は生まれつき不完全な存在であるという共通した信念があります。アジア文化を理想化するわけではありませんが、東洋人はそうした考えに悩まされることが少ないように思えます。仏教徒は、人間の本質が善であるという根本的な確信をよりどころにすることができ、それによって人類の可能性や潜在力を感じることができます。

個人主義、野心、競争、完璧主義、そして行動力を強調する西洋文化では、自分自身の最大の酷評家になってしまう人たちが多すぎます。生まれつきの善性を感じることができないので、自分のことを救済されなければならない魂であるとか、自らの価値や完全性や満足感を得るために目新しい物事を追い求める消費者であるとみなすのです。こうした欲動に駆り立てられた競争社会では、自分が持っていないものを手に入れようと奮闘することや、自分「以上」の誰かになろうと無理をすることが良い人生であるという解釈がまかり通っています。自分のことを欠点だらけで不完全で未完成であると考え、「何かが欠乏している」という神話を打破するための必死の努力に残りの人生を費やします。私たちの文化をよく物語っているこの欠乏の神

話は、シーシュポスの神話に似ています。シーシュポスのように、私たちは山頂に向かって大きな岩を休まず押していきますが、頂上に届く直前に岩が転がり落ちてしまい、また最初から押さねばならないという苦しみを繰り返すのです。永久に幸せをつかむことはできません。自分をより良くしたいという欲求を持つ不完全で自意識過剰な生きものの世界では、慢性的な失敗というものが「超秘密の敵」なのです。

文化に影響された態度や差別の存在は、自己嫌悪という問題を生み出す大きな原因となっています。しかし、こうした状況は変わる可能性があり、しかも実際に変わるものなのです。いじめに悩むレズビアンやゲイ、バイセクシュアル、トランスジェンダー（肉体の性と精神の性が一致しない人）の若者たちに希望を与える目的で始められたプロジェクト『It Gets Better（世界は良くなる）』の本に寄稿したクリス・ブラウンに聞いてみてください。ブラウンは高校で容赦ない嫌がらせを受けましたが、いまでは次のように言っています。「バイセクシュアルやゲイ、あるいはトランスジェンダーやその他の『ソト』の存在であることは、信じられないほど貴重な経験だと思います。人間は恐れの名を借りて、または宗教上の正当性を口実にして、お互いに対してひどい仕打ちをしますが、自分がソトの存在であるからこそ、それを克服する方法について独自の視点を持つことができるからです。そうした仕打ちを耐え抜き、しかも、加害者に対して悪意を持たず、愛と許しを心に抱き、自分自身を受け入れるということが、世界を癒す上で役立つはずです」

この段階になると、苦悩している人々との接し方を考える上で、その経験を自分自身の成長の糧にしなければならないという前提条件が不要になります。私たちは自己を実現し、他者に没入し、我を忘れ、幸せに満ち、完全に充足した存在となったので、自己利益はもはや関わってこないのです。思いやりを伴った無私の心を体現し、他者に手を差し伸べて苦痛を取り去り、それと引き換えに幸せを与えます。

では、ここで再びシャーンティデーヴァの教えに立ち戻り、超秘密の敵に勝利する方法を学びましょう。私たちが自己嫌悪や自己卑下を排除するためにすべきことは、最も深遠な現実である開放された自由の空間とその無限のエネルギー、すなわち、実際の生と死を取り巻く状況を完全に自覚し、自分自身を悟りのエネルギーの泉にすることができると想像することです。

そして次に、普遍的な思いやりに意識を向けます。自分と他者が完全に平等であると考えることから始めましょう。私たちは喜びを求め、痛みは望みません。他の人々も同様です。私たちは自由と幸せを追い求めます。他者も同様なのです。人は皆、同じものを欲し、同じ居場所を求め、同じ目的地を目指しています。外見は違っても、傷つきたくない、痛みを感じたくないという点では皆同じです。ですから、自分自身と同様に他者のことも守りたいと願うことが自然なのです。

「ちょっと待ってください」という疑問の声が上がるかもしれません。「他の人たちの手足は『彼らの』身体とつながっているのであって、私の身体ではありません。その逆もしかりです。したがって、私は彼らの痛みを『文字通り』感じることはありませんし、彼らも私の痛みを感じません。なぜ私が、自分と同様に他者のことも守りたいと思うべきなのですか」

端的な答えは、アイデンティティーという感覚はそれほど機械的なものではないということです。私が自分の痛みを感じるのは、それを自分の痛みと認識するようにプログラムされているからにすぎません。催眠術をかければ火傷を無視することもできるでしょう。眠っている間に蚊に刺されることもあります。誰かに蹴られてもまだゴールに向かっていくこともあります。そうした状況が起こるのは、刺激が起こった瞬間に自分と痛みを同一視していないからです。すなわち、自分の痛みを知覚することにさえも、学習された反応という要素があります。したがって、他者の痛みを感じ、心から共感するということは学習可能な行為なのです。そして、他者に共感すると彼らの痛みを深く感じるので、思いやりの気持ちに動かされ、それ以上の痛みを彼らが経験しなくて済むような措置を取ろうとします。

喜びを求め、痛みを嫌うという点で私たちが皆平等であるということは、他者よりも自分を優先すべき理由などないということを意味します。幸せになるべき者は自分であると言えるほど自分が特別な理由は何ですか。他の人たちを無視しても自分だけは痛みから守るべきだと言えるほど、自分の何が特別なのでしょうか。何らかの痛みが将来発生すると予想される時、自分のことは守ろうとするのに、他の人たちのことは守ってあげようとしない理由は何ですか。あなたが自分の痛みしか想像できないのであれば、それは自己意識の癖が再び頭をもたげ、自己没入癖を支えて思いやりを断ち切っているからです。その場合、あなたが人の痛みを感じ取った上で自然に反応するということを阻んでいる観念から、自分を解放することが必要になります。どんな痛みなのか、それを経験している人が誰であるかは重要ではありません。

他者の痛みを感じることは自分の苦悩を増やすことになるのではないかと考える人がいるのは、無理もないことです。しかし、その考えには疑問の余地があります。自分と他の生き物との相関関係をはっきりと知った時、自分がすでに他者の苦しみを感じているということが理解できます。私たちはしばしば潜在意識のレベルで、他者の痛みを不安や怯えとして感じたり、あるいは彼らに対する自分の責任を果たしていないという罪悪感や懸念という形で感じたりするからです。私たちは人間同士がつながっていること、そして、その相関関係を否定することは無駄であるという自覚が本物であることを、思いやりを通して察知します。思いやりは、他者に押し寄せる苦悩の大波に向かって手を差し伸べるという勇気ある行為なのです。すべての苦悩を背負い、それを軽減するために、できる限りのことをするためのエネルギーを与えてくれます。私たちが痛みから後ずさりするのではなく、それに近づいてゆくことができるようにするのです。私たちは、強さにせよ、逆境から立ち直る力にせよ、あるいは喜びにせよ、より大きな何かを得るためには自ら進んで痛みに耐えることができることを知っています。それと同様に、より強いつながりを築くために、あるいは他者の安心を見る喜びのために、私たちが自ら進んで他者と痛みを分かち合うとしたら、それ以上望ましいことなどあるでしょうか。思いやり、すなわち他者を苦悩から解放したいと願う気持ちが、私たち自身を苦悩から解放します。思いやりを実践する人が最初に解放する相手は、その人自身なのです。

「自尊心」対「自分への思いやり」

心理学では自尊心と自分への思いやり《セルフ・コンパッション》を区別します。自尊心は、客観的な基準に照らして成功を収めたという印象（「私は……できるほど良い人間か。頭が良いか。金持ちか」など）をよりどころにしていますが、自分への思いやりは、良い時も悪い時もそれ自体で持続する無条件の優しさなのです。自尊心は、競争心を持つべきであるとほのめかし、いざという時に私たちを簡単に見放します。

　心理学者のクリスティーン・ネフによると、自分への思いやりには三つの要素があります。第一の要素は「自分への優しさ」です。それは、自分の期待に及ばなかった場合に自分を大目に見てあげることを意味します。自分を叱責する代わりに、人生には欠陥や失敗や辛い困難がつきものであると認めるのです。自分への思いやりを持つ人は、物事が自分の理想通りに進まなかった時に頼りになるのは、怒りではなく優しさであることを理解しています。

　自分への思いやりの第二の要素は「共通の人間らしさ」を自覚することです。私たちが内なる敵に直面した時に苦悩する大きな原因は、心の奥深くにある孤立感です。失望したり失敗したりしているのは自分だけであると思い込むからです。しかし、自分への思いやりは、人が不完全であることは遺伝子や環境や生い立ちといった外的要因に左右されてはいるものの、人類共通の人間の条件であると認めることを要求します。人間同士のつながりを認めることによって、自分の期待はずれの結果についてあまり手厳しい判断を下さないようになります。

第三の要素は「気づき《マインドフルネス》」です。自分に悪感情が湧き上がってきたことに気づいた時、自分の経験を人間らしい葛藤という大きな文脈で考えると、心の平静を取り戻すことができます。気づきは、感情や思考を変えようとしたり、否定したり無視したりせずに観察しようという意欲を伴います。ネフのウェブサイトで説明されている通り、「私たちが自分の痛みを無視している間は、その痛みに対して思いやりを感じることはできません」。

自分への思いやりは、私たちが過ちを犯した後に自分をどう扱うかということについて、自分で選択できることを教えてくれます。自分と過ちを完全に同一視して、自分を批判し責任を問いますか（「あんなばかなことをした私は大ばか者だ！」）。それとも、人間の弱さをはっきり思い出させてくれる出来事として苦悩を利用できますか（「思い通りになると考えたが、間違いだった。自分はいまよりもずっと無知だった。なんと悲しいことだろう」）。その差は一目瞭然です。批判は目先のことに捉われ、柔軟性に欠けています。その反対に、思いやりは生きているシステムの中の進化する部分であり、複合的で包括的なものです。一日のほぼすべての瞬間に、私たちが限られた情報と個人的な欠点を抱えて生きているという現実をうまく調整してくれています。

私たちは、大きな苦しみや困難や危険を顧みずに他者を救った人たちを英雄と呼びます。彼らはしばしば、誰かを救助した時に忘我の境地にあったと言います。こうした他者没入の行為は恐れを乗り越えるのです。もちろん、今すぐにそれほど献身的になろうとすることは無理かもしれません。人命救助の方法を知らなければ、人を助けようとして水に溺れてしまうこともあり得ます。無私の行為は、徐々に実践を積んでいくことが賢明と言えるでしょう。しかし、何事も恐れず、どんな危険にも向き合い、英雄の行動力を発揮して体当たりしてゆける境地に達したら、たとえそれほど劇的な状況ではなくても大いなる解放感を感じることは確実です。私たちの目的地である悟りの幸福に満ちあふれた大いなる海は、私たちを常に招き続けています。そして、私たちが本当の自由を味わえるのは、自分の自由を他者と分かち合った時だけです。人類の同胞から遮断されている間は、自由はあり得ません。それは独房に幽閉されているも同然です。

思いやりは何よりも現実に即したものです。利他の心は実現不可能な理想ではありません。それは、人間同士が相互につながっているという真理を直視することから生まれます。他者の痛みが自分の痛みと同様に重要であることを私たちに理解させ、人生に対するアプローチを広げてくれるのです。しかも、自分よりも他者の方が圧倒的に数が多いことを考えれば、自分より彼らの方が重要だとさえ言えるかもしれません。

では、他者の身体や生活や精神を自分のもののように考えるべきなのはなぜでしょうか。それは、私たちが思いやりのある態度を養うために必要なことだからです。利己的な考えに陥ることが有害であるということは容易に理解できるでしょう。自分自身に夢中になっていると、多くの物事を見逃してしまいます。人が何を欲し、どう感じているかに気づきません。孤独で、ないがしろにされているように感じます。自己没入という泡の中に閉じ込められている間は、プラスの出来事はほとんど起こりません。ところが、より広大な視点を持ち、自分の欠点を自覚すると、その原因が自分の遺伝子だけではなく自らの行いにもあることが見え、自分の自己没入癖が長年にわたり自らを苦しめてきたことがわかります。自分がそのことを心底認めた時、世界が広がるのです。

そして、自分の注意を少しずつ他者や彼らの欲求やニーズに向けていくにつれ、世界は変わっていきます。あなたは、大勢の人々が疎外感や絶望感を持っていることが見えるようになります。すると、彼らが自己没入の泡から飛び出し、あなたとのつながりを感じることができるように、(彼らに) 手を差し伸べるという課題に取り組むようになります。

あなたの気づかいを感じた人たちは、様々な反応を示すでしょう。驚いて喜ぶ人もいれば、怖がる人、疑う人、ためらいながら受け入れる人もいるでしょう。他者の自己没入の泡から抜け出す手助けをする機会が多くなるにつれ、他の人々とつながるということの難しさがわかります。適切な方法で手を差し伸べるという行為には熟練が必要であり、また、人々が自分の気づかいや発言やボディーランゲージをどう解釈するかということを予期するためには一種の予知能力が必要なのです。

思いやりのある人間になるということは、ひとつの学習プロセスを伴います。最初のステップは、すべての人との終わりのないつながりの意識に基づき、誠実な意欲を養うことです。この学習プロセスに乗り出してからは、自分のしていることは単に新しい習慣を身につけようとしていることであると理解すると、自分の利他の態度を自画自賛したい気持ちから免れることができます。自分の関心を他者へ向けることが増えるにつれて、私たちはより生き生きとし、明るく元気な気持ちになります。自分の気づかいに対して他者からの褒め言葉や報いを期待しなくなります。他者の運命に関心を持つことが当たり前になるのです。子どもの世話をしていると子どもがけがをしないように絶えず注意することが習慣になりますが、それと同様に、他者が傷つかないように注意深く気を配るようになるのです。

人々と交流している時には自分の注意をそらさせるものがたくさんあるので、彼らに周到な注意を払うことは、最初は難しいかもしれません。したがって、利他の姿勢を身につけるためには様々な観照的な手法（あるがままの姿を観察する訓練）によって、他者に対する感受性を磨き、彼らとの一体感を増して彼らのニーズや欲求をより正確に知ることができるようにします。

人の立場になって考える

「人の立場になって考える」とはどういうことか、少しずつ実験してみましょう。ただし、あなたの意図が相手に知れるとおこがましいと思われるかもしれないので、あからさまになりすぎないように注意してください。間接的であれ、別の人間に「なる」ということは驚くほど刺激的な体験です。自分が別の人間であると想像し、その人の知覚を自分の知覚であるかのように感じるのです。この種のイマジネーションを使った投影は、私たちが他者の視点を理解することに役立ちます。彼らの視点に同意するかどうかは無関係です。そして、この実験の範囲を広げ、同時に複数の人たちになったと想像することもできます。たとえばふたりの人がやりとりをしている様子を静かに遠くから観察し、互いに同調してゆく過程でそれぞれがどう感じているかを想像してみてください。

仏教において言い伝えられる偉大な菩薩たちは、こうして世界を経験したのです。彼らの意識は他者とのつながりに向かって非常に広く開いていたので、すべての生きものの中に生きた自分を感じ取ることができました。私たちの場合、こうした無限に広がる自覚は、愛と思いやりで他者を包み込むために必要となる何らかの行為として現れます。そして、彼らが習癖的に経験する限界や苦悩から彼らの目をそらし、彼ら自身の自由と幸せの自覚へと向けるのです。

ダライ・ラマの姿で現世に現れると信じられている観音菩薩（サンスクリット名はアヴァローキテーシュヴァラ）は、覚者（目覚めた者、悟りに達した者）の無限の利他心を象徴しています。観音菩薩が心に固く誓ったことは、衆生が観音菩薩の名を耳にしただけで、自分たちも自由と幸せを手にすることができるのだと感じられるようにすることだったと言われます。シャーンティデーヴァは出家した時、自分の法名を聞いた人が平和を感じることができるように、サンスクリット語で「平和の神」を意味する法名を自ら選びました。キリストという名はギリシャ語の「クリストス」に由来し、慈悲深い神の恵みによって「任命された者」を意味します。

私たちがどの程度まで他者との一体感を広げることができ、彼らの状態に没頭することができるかという点には個人差がありますが、その程度に応じて自分の幸せが大きくなるはずです。ですから、自分と他者を交換する実践を行い、自己没入を他者没入と入れ替えてください（二七五ページの付録に説明した「与える―受け取る」ビジュアライゼーションの実践は、自他交換に関連しているので、それを参考にしてください）。

本当に自己没入を他者没入と交換するためには、必要があれば他者のために自分の身体や命でさえも犠牲にしようという段階に向かって徐々に自分を高めてゆきます。実際には、それは身体への過剰な執着を少しずつ減らしていく努力をするということを意味します。自分の身体を非常にデリケートで傷つきやすいものとみなすことをやめると、少々の不快感や痛みを恐れることもなくなります。私たちは、自分の身体にあまりこだわらないようにするべきなのです。

そして、自分の身体に食べさせるために他の生きものの命を奪ったり、自分の身体を守るために暴力を用いたりすることもやめるべきです。

私たちの身体はたくさんの問題を生み出します。したがって、身体への執着自体が私たちの敵であると言えるのです。しかし、それは私たちの大半にとって超秘密の敵です。「自分の身体への執着が自分の敵である」ということを文字通りに受け取り、その結果自分を害するということがないように注意してください。ここで言っているのは、身体を破壊することではなく、それを贈りものとして適切に使うということです。このことは自他交換の重要な部分となり得るので、身体への執着を少しずつ減らしていく実践は、利他心を高めるという私たちの目標を達成する上で役立ちます。そして、私たちが身体への執着を敵とみなす洞察を密かに深めていけば、それは確実に消えていきます。この点を明確にしておきましょう。自己没入が自己にとって有害である一方で他者没入が自己にとって有益であるのと同様、身体に関する強迫観念やナルシシズム、虚栄心などは実のところ身体にとって有害なのです。心気症（勝手に自分が病気だと思ってくよくよする障害）の人は病気にかかることを常に心配しているせいで、少々のうずきや痛みは気にしないという人よりも頻繁に病気になります。自分を常にファッションモデルと比べている若い女性は、食べることを恐れ、拒食症や過食症になり、自分を深刻な危険にさらすことがあります。ナルシストは自分の容姿にこだわって時間と金をつぎ込みますが、これは健全な自己関心とは呼べません。

ダンスやエクササイズ、体操、スポーツなどは、自分の身体を尊重するためのそれほど自己執着的ではない方法と言えます。私たちが自分の身体に対して肯定的な態度を持ち、健康を維持する方法について敬意と理解を示すほど、いきいきと暮らせる可能性が高まるのです。ここにも人生のパラドックスが見られます。自分の身体へのこだわりを減らすほど、元気に生きられるのです。

自他交換の実践にはたくさんのパラドックスがあります。一例を挙げると、自分がとても気に入っているものを人にあげようとする時、たとえば、自分のスカーフを素敵だと褒めてくれた友人にプレゼントしようとする時、「これをあげてしまったら今後は自分で使えなくなる」と考えて思い留まることがあります。こうした思いは貪欲さにつながります。そのうち使いみちがあるかもしれないと思ってしがみついていると、無用のがらくたの山という牢獄へ自分を閉じ込めることになります。溜め込みに関するリアリティー番組（素人の出演者による半ドキュメンタリー的なテレビ番組の種類）を見たことがありませんか。溜め込み癖を持った人たちは、収集した物を見て楽しむどころか、ひどく落ち込み、家族や友だちから孤立し、文字通り生き埋めの状態に陥ってしまいます。銀行の金庫に隠してある金塊の山に実用的な価値はありません。多額の当座預金も、投資したり、有意義な目的に利用したり、自分の人生のチャンスをものにするための資金に使ったりするなどの役に立つ目的に使わなければ、紙に書かれた数字にすぎません。自他交換の実践者たちは、顕示的な消費者（商品自体ではなく手に入れるという行為に価値を見出したり、自己顕示欲を満足させるためにものを買う消費者）よりも良心的な消費者である場合が多いようです。彼らは、不必要な物事に出費しようとする時、しばしば次のように考えて思い留まります。「このお金で困った人を助ける代わりにこれを買ったとして、自分は心から満足できるのか」。これは、欲ばりとは正反対の態度です。真に寛大な人が倹約する理由なのです。

私たちが自己没入に溺れてしまうと、自己没入が将来不愉快な結果をもたらす発端になるということに気づかず、他者よりも有利な立場を得ることに心を奪われてしまいます。ところが、わずかな自己犠牲でさえも、他者にとっては大きな助けに成り得るのです。私たちは、カルマの法則に基づく生物の進化の視点を養う必要があります。それはこの瞬間、あるいはこの一生をも越えて広がる長期的な観点です。他者のために少々の自己犠牲を払うことは、至上の恩恵である悟りの境地に達すること、すなわち真の幸せと普遍の愛に目覚めた境地へ私たちを近づける行為であるということが理解できるようになるでしょう。ただし、自分をないがしろにしすぎて、自分や自分に頼って暮らす人たちの生活を危険にさらすことがないように注意してください。

人が転生を繰り返しながら進化することを前提として生きると、現世のことしか眼中にない人とはまったく違う視点から因果を理解するようになります。結果を顧みず、いますぐ手に入るものを手に入れようとしなくなるのです。このカルマに基づく世界観は、あなたが利己的な目的のために他者を操ったりした場合に、別の一生で他者の奴隷になることを暗示しています。

ところが、あなたが他者に奉仕し、他者の利益のために尽したら、あなたは自らの宇宙の主となるのです。私は、このような生き方を「シャーンティデーヴァの挑戦」と考えています。

シャーンティデーヴァの挑戦

シャーンティデーヴァは、この世のすべての幸せは、他者の幸せを願うことから生まれると宣言しました。言い換えると、幸せは愛から生まれるということです。そして、世界のすべての苦難は自分自身の幸せを願うことから生まれます。不幸は利己心から生まれるのです。もちろん、このことは世間一般の通念に反しています。しかし、人は自分が持っているものに満足しないということ、そして飽くなき欲求は自滅をもたらすということ（人間関係や仕事や家庭で問題や失望を生むという事実）に気づくことはそれほど難しいことではありません。毎年のことですが、私は大学で教えている学生たちに、自分自身の幸せを追い求めた結果、味わうことができた幸せについて報告するよう挑みます。彼らは様々な経験を報告しますが、男子学生は必ずセックスを引き合いに出します。しかし、そうした経験を分析してみると、幸せへの本当の鍵が見えてきます。それは、必ずと言っていいほど、自分の幸せを求めることを忘れ、経験に熱中して我を忘れること、そして、直接であれ間接であれ、必ず他者との関係のなかで起こっていることなのです。

自己没入した人々、自分への関心のなかに閉じこもり、自分が持つもの、持たないもの、欲しいもののことばかり考えている人々、つまり自分がどんなに不満足であるかということばかり考えている人々は、この世界にとって死者同然です。自己没入の殻を突き破って出てくることさえできないのです。他者とつながることも、彼らが自分をどう見ているかに気づくこともできずに、どんなに大勢の人たちに囲まれていても孤立して生きています。一方、利他心を持つ人は、他者の欲求やニーズ、そして彼らが幸せになるためにどんな助けを必要としているかということに注意を払います。孤立した人は疎外感という地獄に落ちることになりますが、目覚めた人は至福のなかで生きるのです。

自己没入と他者没入を交換する実践を行う人は、因果という意味合いで、すでに重大な進歩を遂げ、より大いなる存在へ一歩近づいたと言えます。「与える―受け取る」瞑想や自他を交換する日常的な訓練を使って秘密の自己を克服することによって、他者の苦悩を引き受け、自分の幸せを他者と分かち合うことが多くなるにつれて、自分の心はより大きく広がっていきます。他者の視点から人生を体験すると、自分自身の人生が世界へ向けて開かれるのです。親が自分の子どもを助けに行く時、ふだんよりはるかに強い力を発揮します。それは、家族のために行動することによって、自分のアイデンティティーを家族というグループで拡大しているからです。チームメイトや恋人同士もしかりです。しかし、私たちが自覚を広げて他者との一体感を持つことができなければ、自分の自己依存癖から抜け出すことができずにスピリチュアルな存在として進化できないばかりか、周囲の人々とのより良い関係を通して現世での幸せを増やすことさえできません。

現実的に言って、自己没入した人の人生の可能性は限られています。あなたが自己中心的な生き方を続ければ、人から嫌われます。何らかの形であなたのために働く人々は、いやいやながら働くので効果が上がりません。あなたが誰かに奉仕しても、いやいやながら効果の薄い努力をするので相手から評価してもらえません。対人関係について言えば、他者への影響を考えずに行動すると、関係がうまくいかないばかりか、他者に危害を与えることさえあり得ます。自己意識の癖はあらゆる面でマイナスの状況を作り出すので、この人生で成長し成功しようというもくろみは失敗する運命にあるのです。

私たちの世界を見回すと、自分を幸せにすると思われるものを手に入れようとする試み、そしてその邪魔になると思われるものを排除しようとする試みから生まれたあらゆる暴力が目につきます。こうした死の舞踏の踊り手たちの自己没入が暴力と苦痛の源泉であることは明らかです。それぞれの個人や国家や集団が他者の視点を理解することさえできれば、そして他者の視点が自分の視点より優れている場合もあることや、少しの努力をするだけで異なる考えが共存あるいは調和できる場合さえあることを理解できれば、今日の世界にある暴力のほとんどは回避できるでしょう。自己没入の癖、硬直したアイデンティティーの癖は、世界に災いをもたらしている真の敵です。私たちが自己への関心を手放し、自分の関心を他者と彼らの関心事へと完全に向けた時に、初めてこの敵を排除することができるのです。私たちは、次のように心から誓う必要があります。

私は他者のために生きています。私の人生の唯一の目的は彼らです。生まれたばかりの子どもの欲求やニーズを気遣う母親のように行動します。他者の目を通して人生を見ることに注意を集中させます。自分の欲しいものを探し回ることをあきらめます。自分が所有するすべてのものを、自分の身体でさえも、他者に役立てるように使います。利己的な目的のためには使いません。

私たちはここで、他者を見た時に彼らの目を通して自分自身を見るようにします。こうして、彼らとより良い関係を築いていくことができるのです。私たちは、他人を見る時に批判的な目で一方的な判断を下しがちです。自分より上か下か、あるいは同等であると評価するのです。誰かを自分より上であると見ると、妬ましく思います。自分より下と見ると、見下すような態度を取ります。同等と判断すると、ライバル視して競争心を持ちます。私たちが彼らの目を通して自分を見てみると、その逆の気持ちを感じ取ることができるのです。人を判断する傾向は、潜在意識の中で自動的に発生します。しかし、他者との共感を持ち始めると、自分が彼らのことを判断していると同時に彼らも自分のことを判断していることに気づきます。他人の視点から自分を見ることにより、一方的に判断される人の気持ちがわかるのです。

これが自他平等の実践、自他交換の実践の核心です（「与える—受け取る」瞑想と似ていますが、これは生活の中で常時実践する瞑想と生活行動の両方を含む訓練です）。この実践を通して、私たちは自他の境界線を取り払い、コミュニティの一員になります。自分のエネルギー源を、自己没入のエゴイズムから共感的な思いやりへと切り替えるのです。自分のアイデンティーに他者を加えてゆくことによって、ゆっくりと自己を広げていきます。私たちは、全世界へ幸福をもたらすためにこの旅路に着き、すべての生き物に対する責任を負うために果敢に立ち上がります。習癖的な自己没入の世界観を維持するという卑しい役目から自分のクリエイティブな想像力を取り戻したいま、それを最大の武器として利用できるようになりました。

無限の生き方を受け入れる

シャーンティデーヴァの挑戦を受けて立つと、私たちは自動的に、自己没入と他者没入の交換から湧き上がるすべての生きものとの完全な相互関係を受け入れることを求められていることを感じます。それは、私が「限定的な生き方から抜け出し、無限の生き方を実践する」と呼ぶプロセスに相当するものです。無限という視点はあらゆる面で有益なものですが、それをあまりにも時期尚早に受け入れることはできません。結局のところ、私たちは現実的な生きものなので、無限の視点を受け入れようとする前に、相対的な自己と相対的な他者の無限の連続体が何らかの形で存在することの必然性を理解する必要があります。すなわち、自分の人生はこの一生しかないという信念、自分の存在はこの身心に限られているという信念、したがって自分が善人でも悪人でも肉体が滅びた後は永久に消えてしまうので、自分自身と愛する人たちのことを心配する必要があるのは自分が死ぬまでのことであるという信念を捨てなければなりません。肉体が死んだ後も自分の意識の精神的なエネルギーは持続するという確率が圧倒的に高いということを深く理解すると、私たちは限定的な生き方から解き放たれ、自動的に無限の生き方へと押しやられます。このように、自分自身と愛する人たちのために最良の人生を送ることを目指して無限の生き方へ身を投じることは、あなたの愛の輪が大きいか小さいかに関わらず、未知の世界への突進や危険な賭けや実験ではありません。それどころか、確実なことを最大限に利用する実用的で現実的で良識にかなったステップなのです。

ただし、この人生観は人を怯ませるような深い意味合いを持つので、それを受け入れるかどうかはあくまで個人の選択にまかされ、誰にも強制されるものではありません。過剰な熱意を持ってその意味合いを時期尚早に受け入れようとすると、落胆してシニカルになることがあるので、そうならないよう用心してください。まず、人の生が無限であれば死は一生から一生への即座の移行にすぎず、人はこれまでもこれからもずっと生き続けているということを受け入れます。すると、「どういう生き方をするか」ということが最大の焦点となります。幸せに生きますか、それとも悲しい人生を送りますか。未来の幸せを確保し、悲しみを避けるためには、いま、何ができるでしょうか。私たちの思考、発言、行いのすべてが無限の結果を生むという文脈のなかで自分たちが生きていることを自覚すると、幸せを見つけられる可能性が大きく高まります。自分自身と他者への愛と気配りが計り知れないほど大きくなるからです。

無限の人生という文脈のより深い意味合いは、すべての生きものが私たちと平等であるということです。すべての生きものが人間と同様に、始まりも終わりもない生命を生き続けるのです。私たちは、彼らと交流する無数の機会と無限の可能性を持ち、彼らも私たちと交流する無数の機会と無限の可能性を持っています。そして、私たちはすべての生きものとこれまで無限に関わってきたのであり、これからも無限に関わり続けます。実在の人物であった釈迦牟尼《しゃかむに》仏陀《ぶつだ》が菩提樹の下で悟りを開いた時のことについてのすべての記述は、仏陀がまず自分自身の無限の過去世のすべてを思い出し、次に他のすべての生きものの過去世と未来世を自覚したと伝えています。悟りによって自覚が無限に広がったので、仏陀は自分とすべての生きものとの無限の結びつきを実感として経験しました。

この段階ではまだ直感的に自覚することはできませんが、過去世において私たちはお互いにとってあらゆる存在でした。母であったこともあれば、父、恋人、子、師、協力者、ライバル、そして敵だったこともあります。そして、未来世においてもお互いにとってあらゆる存在になり続けるのです。したがって、私たちの無限の生が無限の幸せになるためには、他者も彼らの無限の生を無限の幸せとして経験しなければなりません。私たちは目覚めがもたらす無限の幸福をまだ完全には経験していませんが、あらゆる生きものの世界全体を自分と一緒に目覚めさせようと決心することが自然なのです。

私たちがこのことを知った後は、自分自身を苦悩から解放することはもはや唯一の動機ではなくなります。誰かひとりでも幸福にあずかることができずに苦しみ続けていたとしたら、自分も完全な幸福を経験することができないということを理解します。仏陀の教えでは、すべての生きものを苦しみから解放したいというこのパワフルな願いがまさに目覚めの本質であり、世界を救済することに献身する菩薩の魂なのです。目覚めつつある魂は、他のすべての魂と一体であることを感じていますが、最初の頃はこうした目覚めが断続的に起こるので気づきを必要とします。しかし、そのうちにこの自覚が自然な傾向として身につきます。これが、コミュニティ全体を苦悩から救済することを決意し、すべての生きものをコミュニティの一員と考える人の魂なのです。

自己嫌悪はおしまい

私の教え子のひとりであるトレーシーは、自分の内なる声に注意を払うことによって慢性的な自己嫌悪から自分を解放したと話してくれました。「私の最大の問題のひとつは、いまあるものとは違うものを欲しがることでした。私は家族から虐待を受けて育ち、大人になってからもなお、暴力的なパートナーから虐待を受けたのです」

「私は『自分はだめな人間で、価値がない、何にも値しない。こんな私を誰が愛してくれるものか』といつも考えていました。最後には苦痛があまりにも耐えがたくなり、自分の中に閉じこもるしかなかったのです」

トレーシーがどうにか精神科医の元にたどり着いたのは、何年も後のことでした。「自分があれほど怒っていたとは知りませんでした」と彼女はふり返りました。「心が固く閉じていたのです」。セラピストの勧めにしたがって、彼女は瞑想を試すことにしました。座って、頭のなかで延々と繰り返す物語に注意しながら、呼吸を観察しました。「瞑想が私の人生を変えました」と彼女は言います。「『私はだめな人間だ』という物語が頭に浮かぶと不安を感じ始めますが、そういった思いはいずれすぎ去るとわかっているので、呼吸に注意を向けて自分の思考をいまの瞬間へ引き戻します。無常ということがわかり始めてきました。痛みはすぎ去ります。

痛みと一緒に座っていることができるのです。解放された気分になるのです」

彼女はこう続けます。「いまこの瞬間に、私は胸のなかに悲しみ、深い悲しみを感じます。でも、以前とは違います。ただの悲しみです。心を開いたままそばにいて、手放すことができるようになりました。そして、私にとっての重大な出来事は、自分自身に慈悲を向けることができるようになったことです……まだ練習中ですが！　いつでもできるというわけではなく……難しい時もあります……でも、できるようになりました」

自分を苦しめる魔物に直面しても自由でいられることを知っているという自信が、私たちを痛めつけるという魔物の脅しにも負けない心の強さを与えてくれます。自分が別の選択をすることができること、新しい生き方を自分で決めることができること、自分の精神をより大きなものへ向けられること、何が現れても自分の世界観を堅持できることを知っていると、自分がどんなに暗い場所へ入っても、光のエネルギー源が常に自分のなかにあるということを思い出すことができるのです。

超秘密の敵に打ち勝つ

菩薩の尊いイメージによって超秘密の敵を圧倒したいま、私たちはプラスのビジュアライゼーションを使ってこの勝利を確実なものにします。知恵と思いやりの境地では、以前怒りによって行使されていた破壊的なエネルギーが解き放され、クリエイティブな用途に利用できるようになります。私の師、タラ・トゥルクは、世界を苦悩で満たす数々のエネルギー（妄想、虚栄心、もの惜しみ、情欲、貪欲、ねたみ、怒りなど）は、知恵によってすべて破壊されると言いました。こうしたエネルギーの根源は妄想や無知です。なぜなら、こうしたものはすべて「我ら対彼ら」という自分の固定的な自己と他者の固定的な自己の分離の観念を維持することに依存しているからです。この妄想が破壊されると、この破壊的なエネルギーを知恵によって自由と幸せの世界に復元するエネルギーに変換し、流用することができます。

怒りの爆発的なエネルギーが純粋な知恵となり、すべての障害物をなぎ倒し、自由へのすべての抵抗を切り刻み、相対性という無限に開放された空間で死と生を消滅させます。憎しみのエネルギーから変換された究極の現実と完全な知恵は、生命を与える優しい核爆発のように心の混乱を吹き飛ばします。こうした実感が、環境と社会を変革し、苦悩に満ちた自己中心的な宇宙から、協力的なコミュニティに生きる自由と愛にあふれた人々が住む仏性の宇宙への転換をもたらすことができます。

時輪《じりん》タントラ（カーラチャクラ・タントラ）では、二〇〇〇年以上昔に伝説の理想郷、シャンバラ王国で、知恵の菩薩である文殊師利の化身ヤシャ王がカースト制を廃止し、全国民の身分の平等化を宣言したと伝えられています。国王は、国民全員がヴァジュラ階級、すなわちダイヤモンド階級と呼ばれる身分に属することになると発表したのです。この宣言は、誰もが王族の権力を共有することを意味しました。言い換えると、ある意味誰もが王であり、女王であるということでした。この万人が共有する象徴的な王権は、ひとりひとりの市民が主権を持ち、その土地の指導者と法律を定めるプロセスに参加する民主主義という私たちの貴重な理想と強く共鳴します。トマス・ペインは、多大な影響を及ぼしたパンフレット『コモン・センス』のなかで、アメリカがイギリスの支配から独立すべきであると説きました。彼の主張の核心にあったのは、打ち砕かれた国王の冠に象徴されるアメリカ革命、そして破片となった王冠の宝石が市民の手に戻され、市民によって所有されるという国民主権に象徴される民主主義というパワフルなイメージです。(注19) 自己嫌悪という超秘密の敵を克服しようという試みにおいては、これまで私たちに叩き込まれてきた思想を疑問視することが重要です。すなわち、社会は常に抑圧的であるとか、人類は決して仲良く共存できないとか、人は常に自分のことしか頭にないとか、世界の究極はホッブズ的な厳重にコントロールされた万人対万人の闘争であるといった考え方に疑問を抱くことです。人が潜在的に幸せで自由な、愛し愛される存在であることと同様に、この地球上の社会も私たち全員の共存共栄を支える、充実した存在となる可能性を持っているのです。

もはや敵なし

惜しみない寛大な心は「我ら対彼ら」の壁を取り崩します。仏陀は、ある国の王に対する法話の中で、知恵に富んだリーダーシップについて説きました。「良きリーダーとなるためには公正かつ寛大でなければならない」。その国王は公正でしたが、寛大にふるまうことを怠ったため、国民は飢えていました。人々は、飢えのせいで盗みにはしり、盗みがはびこったせいで国王は牢屋を増設するはめになりました。国王はどうすれば良いのか尋ねました。「あなたは初歩的なことを忘れている」と仏陀は言いました。「民が盗みにはしらないようにしたければ、寛大になりなさい。食糧を与えなさい」

寛大さは慈悲の心と結びつきます。なぜなら、私たちは与える瞬間に受け取る人たちへの慈しみを感じ、疎外感の代わりに彼らとの一体感を感じるからです。万事は孤立して生じることがないこと、そしてすべての人々がお互いの福利について責任を負っていることに私たちが気づいた時、寛大さは思いやりと結びつきます。人に与えたことで自分の持ち分が減ったと感じる代わりに受け手の幸せを一緒に喜べば、寛大さは共感的な喜びと結びつきます。私たちが抵抗したり悔やんだりせず、自分のものを喜んで手放す時、寛大さは平常心と結びつきます。

他者への優しい心づかいとは、無分別な行為をするという意味ではありません。本物の思いやりは、知恵と組み合わせることで生まれるのです。慈善の行為には、受け手を見下し、分離の感覚を持続させるような上下関係をそれとなく作り上げる危険性があります。私たちは、相互関係の大いなるネットワークを理解する必要があるのです。すると、私たち全員がこの人生を一緒に生きているという自覚から、お互いに助け合おうという気持ちが起こります。自分の内と外の敵を克服した後は、自分が探し当てた幸せを世界へあふれさせることによって寛大さを実践するのです。

善良なリーダー（賢明な王や女王）は、上手に統治し、全国民にとって公正かつ最善な施策をする責任を負います。多くの場合、私たちは権力を手に入れることを密かに夢見て、成功するために自分は一生懸命努力していると考えます。しかし実際は、本当の権力とそれに伴う責任を恐れているのです。私たちを最も安心させる妄想のひとつは、自分には権力がなく、したがって自分の行いや発言や思考はあまり重要ではないという考えです。しかし、私たちはこの妄想を克服し、自分と他者の人生に貢献する責任を受け入れるべきなのです。根本的な不安感から生じる虚勢や自己宣伝を捨て、より深く安定した自信を身につける必要があります。

自己創造の実践

無私や空性《くうしょう》（開放された自由の空間の性質）、相対性、そしてそれらに基づく私たちのアイデンティティーの流動性というものの理論的な帰結のひとつは、私たちの自己が刻々と変化すること、そして、私たちが未完成品である自分自身をクリエイティブに成長させていく責任を負うということです。ひとりひとりが自分の人生の賢明な統治者となり、他者にインスピレーションを与える手本となるためには、この重大な役割に備えるための鍛錬が必要となります。理想郷であるシャンバラ王国では、全国民が他に勝るもののない自己創造のタントラの修行に励んだと言われます。国王はこの方法に最も長けていたため、王宮の外庭でスピリチュアルなイニシエーション儀式や即位式を行い、国民のひとりひとりが自分の仏性宇宙の王や女王であるという自覚を持つための手助けをしました。私たちが住んでいる国はシャンバラではないかもしれませんが、ひとりひとりが自分に与えられた王冠の宝石の破片に対して責任を持ち、自分自身で知恵の王国を創造するべきなのです。

自己創造の実践は、次の意味を持つマントラから始まります。

神聖なるエネルギーよ、私のところへ来てください！　私は、金剛（ダイヤモンド）のように堅固な、自由を直感的に知る本性を持つ者です。〔注20〕

声に出して言ってみてください。非常にパワフルな言葉です。このマントラを唱えながら、習癖的な自己意識を手放すのです。自分の身体と精神が無意識という暗闇を通って溶け出し、光明の境地へ流れ込むように仕向けます。あなたの存在の基盤が、無私という境地の完全な自覚にあることを確認します。自分が何者であるとか、何を所有しているといった考えにしがみつくことをやめてください。すべての言葉や思考、形、音、におい、味、感触を手放します。こうしたものが欠如した境地へ沈んでいく感覚でさえも手放します。そこで無限の生を見つけるのです。自分の真の自己のパワー、すなわち普遍的な善である自分の菩薩心のパワーに満たされます。あなたは、この宇宙に存在するすべての仏、神、女神、人間、そして他の生き物の最も深遠な本質と切り離せない一体の存在となるのです。完全な幸福のエネルギーを経験します。

自己創造の実践を続ける時、自分は地面がない空間でも絶対に安全な無限の存在であるという意識を維持することが極めて重要です。無私の境地の広大でエネルギーに満ちあふれた平穏のなかにいれば、他の存在との関係の外にあるどこかの境地に孤立していると感じることはありません。それと反対に、既知の存在も未知の存在も、想像することしかできない存在も含め、すべての存在をあなたが包み込むのです。細胞のひとつひとつやその思考のひとつひとつを喜びと愛を持って思い、すべての生命を自分とまったく違わないものであると見ます。あなたは、人々の大半が自分自身を欺いていることを理解します。そして、あなたの普遍的な思いやりに突き動かされ、彼らが感じるべき自由と幸せを感じることができるように助けようとするのです。あなたの共感が強まるほど、他者の幸せに寄与しようという意志も強まります。

ありきたりの行動はあまりにも遅く、無力に思えるでしょう。あなたの愛がその意志を完遂するには、より高度な方法が必要です。ふだんは無用の空想にふけることに使われているあなたの創造性を活用し、美しく安全な場所、苦しみから解放された神聖ですばらしい場所としての世界をイメージします。自分自身を完璧な愛と善性に満ちあふれた知恵の泉と見るのです。

自分の思い通りに自分の宇宙を形成してください。限りなく開放された空間から生じるエネルギーの四大元素（風、火、水、地）としてイメージします。自分で安全と感じる宇宙のパターンにそって四大元素を配置して安定させ、貫通不可能な防御シールドで包み込んで保護します。すべての生命をそれぞれのニーズに最適な場所に集め、進化の段階を完璧に体現する人体を与え、それぞれが自分の潜在能力を最大限に発揮できるようにしてください。

あなたは彼らから分離した実体ではなく、あらゆるものを包括する雲のような自覚です。ひとつひとつの生命に対する果てしない愛と思いやりを感じる母や父のような存在として、世界全体と絶え間なく現れる多数の生命を包み込むのです。彼らはあなたの幸福のエネルギーに包まれ、持続的な知恵と思いやりに満たされます。彼らが世界やお互いに対する恐れと奮闘している時は、そうした肉体的・精神的な苦しみを無視することもありません。ひとりひとりが自分の外の世界を「ソト」と認識してしまう仕組みを理解し、そして、彼らを安心させ、心を開かせ、他者とプラスのつながりを持ちたいと願うようにさせるために最適な方法として、あなたの愛に満ちた気づかいを彼らに向けて自動的に反射します。あなたは、あらゆる人にすべてを与える壮大な教育装置なのです。

あなたが交流を持ちたいと思う相手のニーズに合わせて、最良の方法をイメージします。自分の普段の性別に関わらず、特定の人に男性として対応することが最良なら男性、女性が最良なら女性として自分をイメージします。あなたの肌が黒くても白くても、あるいは黄色でも赤色でも褐色でも、特定の相手や状況に最も適した人種として自分をイメージします。あなたは人間ですが、他の動物の方が相手にとって威嚇的でないと思われる場合は、自分をその動物としてイメージします。たとえば、人間の姿をしたあなたに会ったら強い敵意を示すと思われる恐ろしげな人物にアプローチする場合は、あなたがネコやイヌやウマやラクダといった優しい動物に姿を変えて、その人物が警戒心を緩めてあなたをなでている様子をイメージするのです。

こうしたビジュアライゼーションを持続的な自他交換の実践と組み合わせてください。あなたが日頃少しでも見下す気持ちを感じている相手に注意を向け、ふだんのあなた自身を彼らの目を通して見てみましょう。彼らがあなたの見下す気持ちを感じ取り、妬みと反感をもつということを実感してください。彼らの面前でのあなたの動き方、身ぶり、話し方、立ち方が彼らの目にどう映るかということに注意しましょう。彼らがひがみと不安の目を通してあなたを見る時に、彼らのことを見てください。自分の自覚を完全に自分の外に移し、共感を通じて他者の中に入ってみるのです。

このイメージワークができるようになったら、次は別の人を試してみましょう。あなたがふだんライバルとみなし、懐疑心や競争心を持ち、弱みや出し抜くチャンスを探している相手です。相手の目を通して、その同じ不安感、恐れ、競争心、攻撃性を持つあなた自身を見てください。この場合も、自分自身から抜け出し、相手の自覚に完全に入り込もうと試みてください。

その人を体験した後は、三人目の相手を選びましょう。あなたがふだん自分より勝っていると思い、妬みと反感が混じった称賛のまなざしで見る人、あなたのことをふだん、それとなく見下したり軽蔑の目で見る人を選びます。その人の目を通してあなた自身を見てください。

あなたがイメージを通して共感するということに熟達してきたら、ふだんの生活のなかで実践できるようになります。バスやレストランで、あるいはテレビで誰かを見た時、自分がその人になり、その人の視点から自分を見ることを想像します。あなたの共感のレーダーが敏感性を増すにつれて、あなたの自己没入が弱まり、他者に対する自分の影響についての自覚が大きく高まります。彼らの幸せに対してより敏感になるのです。

あなたが生きものたちの苦悩の莫大さに圧倒されそうになった時は、ふだんのありきたりの自分という意識を消し去り、この上ない自信に満ちて万人を即時に幸せにすることに献身する青い肌の時輪金剛仏（カーラチャクラ）として自分をイメージします。この仏との一体感のなかで安らいでいる時は、自分の徳やパワーや洞察やエネルギーについて心配する必要はありません。あなたはそれらすべてを完全に体現しているからです。恐怖や痛みや死によって傷つけられる心配はありません。あなたは時間そのものであり、いまここに現れているだけでなく、時空のあらゆる場所に無限に存在します。すべての生命があなたの存在を感じます。悲惨な人生から抜けられないと感じている人々でさえも、あなたの姿に希望を見ることができます。あなたの存在が、苦しみから自由になった未来を彼らに確信させるからです。あなたはひとりひとりの人間に対して計り知れない思いやりを感じます。彼らに幸せをもたらしたいというこの願いが、劇的な変化の可能性をはらんでいるのです。すべての生命が人生の紆余曲折を生き抜く中で、あなたに指針と安心を求めます。あなたはみじめさや卑劣さを許容しません。悪事を働く人も、あなたを目にしただけで善人に変わります。

　タージマハルのような巨大な宮殿の壮大な庭園で、神々や女神たちが限りない至福に包まれて踊っており、自分がその庭園の中央に立っている場面を想像してください。あなたはすべての生きものをこの幸せに満ちた場所へ呼び寄せ、彼らをひとりずつ可能な限り高貴な立場に据えます。彼らが妄想や恐れ、痛みや不安などを克服し、平和と喜びの中で安らぐ様子を見て、あなたは歓喜で我を忘れます。その後で彼らは、他者へ向けた救済と幸せの源泉である満足感と徳と慈愛に満たされたまま、自分たちのふだんの環境へ戻っていきます。彼らは、あなたが手本を示した方法を使って目覚めた自己と目覚めた社会を創造することに着手し、いずれは彼ら自身が知恵と幸せを外に向けて発するようになるのです。

喜びのうちにこの宇宙を見渡しながら、この忘我の気持ち、この崇高なパワーとつながりの世界の内部から瞑想を続けてください。あなたの身体は、地球上に存在したあらゆる文化のすべての神々をはじめ、悟りに達したすべての生きものたちの身体とつながっています。あなたはすべての覚者たちと共鳴し、環境を浄化しすべての生きものに救済をもたらすために彼らを世に送り出すのです。これが時輪金剛仏としてのあなたです。

あなたが元気を回復し、この神秘的なイメージを実現するためのエネルギーと決意で満たされた時、多数の顔と腕を持つ巨大な青い身体からゆっくりと段階的に溶け出し、微妙な無私の本質へと戻ることができます。そして、ふだんのあなたの姿で瞑想を終え、自分の習癖的な状況のなかで平常の生活へ戻ります。しかし、あなたは自分を時輪金剛仏と切り離せないことをすでに知っています。あなたが発見した安心とパワーは自分のなかにとどまり、効力を保ち、世界と自分自身の変革を続けるのに必要なインスピレーションと自尊心の源泉となります。

この自己創造の実践は、あなたがインスピレーションを必要としたり、自信を失ったり、自分を卑下する気持ちになったりした時にいつでも行うことができます。また、自分の私生活で直面している特定の困難や一般社会で起こっている問題などに焦点を当てたい時にも利用することができます。紛争や不幸や混乱が発生している場所を思い浮かべ、そこに向けて希望と癒しを放つのです。人々が問題を解決し、地球が豊かになり、天候が好転し、すべての生きものが幸せになるイメージを思い描きます。

この実践の目的は、あなたが遊び心のある魅惑的な方法で自信に満ちた創造を経験できるようにすることです。固定されたエゴからの完全な自由というセーフティーネットに支えられ、利己的な目的ではなく、利他心、すなわちあなたの愛と慈善を強化するエネルギーによって、現実に即した自尊心と安定した自信をあなたのなかに育てます。あなたはこうして本当の菩薩となったのです。あなたの英雄的な行為から普遍の善が生まれ、世界に広がっていきます。

クールな革命

次のことを想像してみてください。私たちが虐待や危害を目撃した時に、弱者を守ることや、残忍行為が起こったそもそもの原因を理解しようとすることに加えて、加害行為を絶対にやめさせるという強い決意を明確に態度で示すような社会に住んでいたとしたら。そして、暴力を断ち切るために、断固として非暴力的なアプローチを使ったとしたら。加害者を性急に罰したり非難したりしようとする代わりに、加害者の事情を理解することに同等の注意を向けたとしたら。犯罪者に相応の罰を与えることができ、それと同時に、彼らが加害行為に及んだ原因や諸条件に対処することができます。私たちが自分の敵意を犯罪者ではなく犯罪そのものに向けたらどうでしょう。私たちの憤りを個人に向ける代わりに、不満や怒りに駆られ、自暴自棄になった人たちを作り出すことに加担した制度へと向けたらどうなるでしょう。

物事が自分の思い通りにならない場合には怒りで反応することが一般的ですが、私たちが変革につながる行動の原則に従おうとするなら、よりクリエイティブに考えることが要求されます。憤慨する以外の方法で深い悲しみや恐れに反応することが可能であることを学ぶのです。不正や残酷な行為を見た時に憤慨することは、まったく自然な反応です。しかし、怒りを常時抱くようになると、私たちの認識や選択肢が狭まってしまいます。

恐れと同様に、怒りという感情は私たちの視野を制限するということを思い出してください。私たちの実践では、憤りの湧き上がりを感じることに害はありませんが、それを変革のための最大の動機にすることは避けなければなりません。戦争を阻止し、暴力を断つことが私たちの目的なら、憤りは、どんなに正当なものでもその努力を長期的に持続するために適した方法とは言えないのです。世界に影響を及ぼそうとする努力の途中には、あらゆる不確実性、希望、悲しみ、そして紆余曲折が待ち受けているからです。

私たちは一般的に、優しさや共感といった平和的な態度を一種の弱点と見る傾向があります。しかし、こうした傾向は本当の強さとは何かということについてよく考える必要性を見逃しています。断固とした態度で虐待や不当行為をやめ、被害者を守ると同時に、憤りを思いやりで和らげるということは可能なのです。

私の友人であるイーサン・ニクターンは、心理学、社会活動、メディア、そして芸術の分野で仏教系の瞑想と気づきの実践を広めようと努力しているインターディペンデンス・プロジェクトというNPOの創立者です。彼は、私たちが怒りと思いやりの間でうまくバランスを取れないことが多い理由について雄弁に語っています。私たちの社交上の常識の底流にある人間観を調べてみると、「人間であることの意味に対する恐れ」が見えるとイーサンは指摘します。トマス・ホッブズが一七世紀に提起した悲観論に代表される、西洋で支配的な哲学的観点によると、人類は「万人の万人に対する闘争」に走ろうとする生来の性向を持っています。イーサンは、この考え方において人類はとりわけ「三つのS」によって特徴づけられると言います。Separate（分離）、Selfish（利己）、そしてScared（恐れ）です。そして、この視点が優勢になると、人生は「ソトに対する終わりのない戦い、絶え間ない脅威から自分自身と家族を守ろうとする自己中心的な恐れから生じる闘争」になると説明しています。

イーサンは、その代わりに「三つのC」を特徴とする、より充実し、効果的で完全に違う人生の視点を提案しています。すなわちConnection（つながり）、Compassion（思いやり）、そしてCourage（勇気）です。イーサンと彼の仲間たちは、「三つのS」から「三つのC」への転換を「変革的な積極行動主義（トランスフォーメーショナル・アクティビズム）」と名づけました。それは、私たち個人の心の働き、対人関係における行為、そして社会変革のための共同努力について見直すことを呼びかけるものです。変革的な積極行動主義では、私たちの精神生活と、物質世界への私たちの価値観の表出との間で、途切れのない相互の交流が起こります。

こうした戦略のすべてが、さらなる暴力を生み出す代わりに、私たちのコミュニティを育み、道徳的・精神的成長のための教訓を与えます。アルバート・アインシュタインは、「解き放たれた原子のパワーは私たちの考え方以外のすべてを変えた……」と言いました。（注21）私たちがどのように考え、自分の人生をどのように見るかということは一番重要な問題です。また、私たちが示す愛の大小が、自分の人生の出来事にもたらす広さと自由の大小を決定します。習癖的な物事の見方から離れ、別の立ち位置から反応するためには、強力な洞察と勇気が必要なのです。

想像してみてください。自分が常に正しく見えるようにふるまう必要や、慣れ親しんだことばかりを繰り返す安易さ、そして他人の考えに迎合したいという衝動などを捨て、その代わりに、憎しみを断てるものは愛だけであるという仏陀の教えを実践したとしたら。誰かが発する騒音をかき消すために大声で叫んだり、敵意に敵意で応じたりすることは自動的な反応かもしれませんが、私たちをうんざりした気持ちにさせます。人々を全面的に善人や悪人、正しい、正しくないなどと杓子定規に分類することは、少なくとも束の間の安心感を私たちに与えます。しかし、そういった態度からは本当のつながりのある対人関係は生まれず、よって私たちは自分は他人から誤解され、孤立しているように感じるのです。思い切って新しい視点から物事を見てみると、自分自身や周囲の人たちを傷つけずに自分の気持ちを正直に伝える新しい意志伝達の方法を発見できるはずです。

私たちは、地球全体を「我ら対彼ら」の敵対意識を避ける方向へ転換させる準備ができています。「自分に同調しない者は反対者であり、したがって敵である」という理屈に支配された世界から、（インターネットのおかげで日ごとに成長している）相互関係を強化し、多様性を賛美し、社会的・政治的な対立にクリエイティブで非暴力的な解決法で対応する世界へ転換させるのです。争い事に身を入れようとしないことは弱さやあきらめの兆候であるという考えを捨てる時が来ました。私たちは、別の視点から強さについて考え、新しいアプローチを取り入れることによって、この世界での暮らしをより良いものにする準備ができています。ネルソン・マンデラがロベン島の刑務所で、自分を監禁している看守たちも制度によって閉じ込められていることを理解したことを思い出してください。また、民主主義を促進しようとしたために一五年間も自宅に監禁されたミャンマーの政治家、アウンサンスーチーは次のように言いました。

……時の経過とともに、投獄されたことのある他の多くの人々がそうであったように、慈愛の価値を発見しました。恐れを生むのは、自分の敵意の感情であることがわかりました。

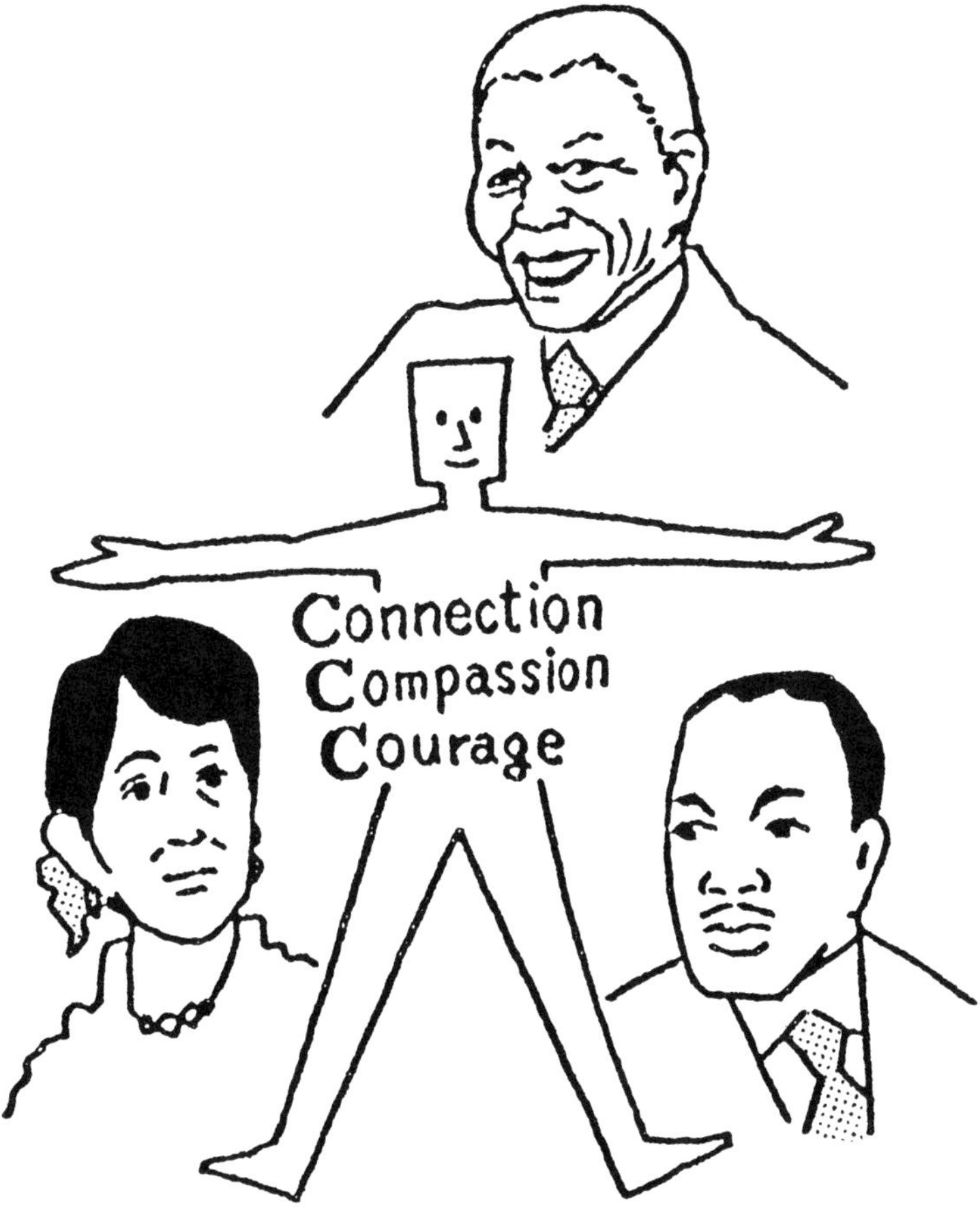
Connection
Compassion
Courage

前にも説明しましたが、敵意に満ちたあの兵士たちすべてに取り囲まれている時、恐いとは感じませんでした。なぜなら、彼らに敵意を感じなかったからです。このことによって、多くの宗教には共通する根本的な原理が数多くあることに気づきました。ビルマの仏教徒として、私たちはミッター（慈愛）を強調します。それは、聖書からの引用、「全き愛は恐れを締め出す」と同じ考えです。「全き愛」を見つけたとは言えないにしても、「憎んでいない人々を恐れることはない」というのは事実だと思います。もちろん、彼らのしたことに対して怒ったこともありますが……。一時的な感情としての怒りは、持続的な憎しみや敵意の感情とは大きく違うと思います。〔注22〕（既訳『希望の声　アラン・クレメンツとの対話』アウンサンスーチー著　大石幹夫訳　二〇〇八年刊　岩波書店より直接引用）

あるいは、敵と関わる際に正義について長期的な視点を持つように主張したマーティン・ルーサー・キング・ジュニアを思い出してください。彼は、「道徳的な宇宙の円弧は長いが、それは正義に向かって曲がっている」と言いました。〔注23〕

こうした冷静な革命は私たちの意識を遠大な冒険へと送り出し、パワーというものの定義を見直し、忍耐を、あきらめではなく強さと見る態度へと導きます。どんなに悲惨な状況にあっても、意義のある変化を起こすチャンスは訪れます。私はこのことを、二〇〇五年七月に起きたロンドン同時爆破事件の後に理解しました。大半の人々と同様に、この事件に対する私の最初の反応は、人命が失われたことに対する悲しみと、ニューヨークへ帰った時に地下鉄に乗ることに対する不安でした。こうした恐れは自然で適切な反応ですが、私の友人の娘である七才のウィラは、まったく違う視点を持っていました。ロンドンで起こったことを聞かされた時、彼女は目に涙をためて言いました。「ママ、お祈りをしましょう」。ウィラは母親と手を取り合うと、最初に祈りの言葉を唱えたいと申し出ました。母親は娘の祈りを聞いて仰天しました。「悪い人たちが自分の心の中にある愛を思い出しますように」。この話を聞いた時、私自身の心が別の次元へ跳躍したような気がしました。

広く愛されたヒンズー教の尊師、ニーム・カロリ・ババはよく言いました。「誰のこともあなたの心から追い出してはいけません」。私たちがこの金言を指針として生きることを学んだ時、自分の人生で最もパワフルな癒し、そして雄大な冒険のいくつかが起こるはずです。そして、迷いも不安もなく自分の敵を偉大な師と認めることでしょう。何よりも、世界を心から受け入れることができるようになるのです。

注19　Thomas Paine, Common Sense (1776) (Mineola, NY: Dover Publications, 1997), p.31-32（既訳は『コモン・センス』トマス・ペイン著　小松春雄訳　二〇〇五年刊　岩波書店など）

注20　om shunyata jñana vajra svabhava atmako aham.（サンスクリット語のマントラ）

注21　"Atomic Education Urged by Einstein", The New York Times, May 25, 1946, p.13より引用。http://www.nytimes.com にてアクセス

注22　Chapter 10, Voice of Hope, by Aung San Suu Kyi and Alan Clements (New York: Seven Stories Press, 1997).（既訳は『希望の声　アラン・クレメンツとの対話』アウンサンスーチー著　大石幹夫訳　二〇〇八年刊　岩波書店）

注23　The Tenth Anniversary Convention of the Southern Christian Leadership Conference, Atlanta, August 16, 1967でのキング牧師の講演より引用

実践ガイド

自宅で練習しましょう!

敵を克服する方法について知識を得ることは大切ですが、では、その知識を実践するためにはどうしたら良いでしょうか。どのような練習をしたら、自分と外なる敵や内なる敵との関係を変え、怒りや恐れから自由になることができるのでしょうか。

ここでは、あなたが敵について学んできたことを自分の人生に応用する上で役立つ瞑想法やビジュアライゼーション法のいくつかを紹介しましょう。いずれも仏教の実践に基づいたテクニックですが、宗教とは無関係で、誰にでも活用することができます。自分の身体を安定させ、精神を静め、心を開くための基本的な瞑想法とともに、四種類の敵【外なる敵、内なる敵、秘密の敵、超秘密の敵】のそれぞれに対処するための実践方法です。

基本の瞑想法

まず、背筋を伸ばして楽に座ってください。目は閉じても開いたままでも結構です。もし眠気を感じたら、目を開けて前方の床をやわらかなまなざしで見るようにすると目が覚めるでしょう。

次に、自分の身体に注意を向けます。身体の中で起こっている感覚に意識を向けてください。両手の感覚（脈拍、鼓動、圧迫感など）に注目します。鼻腔や胸や腹を出入りする息を感じてください。呼吸は自然に起こるままにしておきます。変えようとしたりコントロールしようとしたりしないでください。一回の呼吸ごとに注意を払ってはそれを手放すと

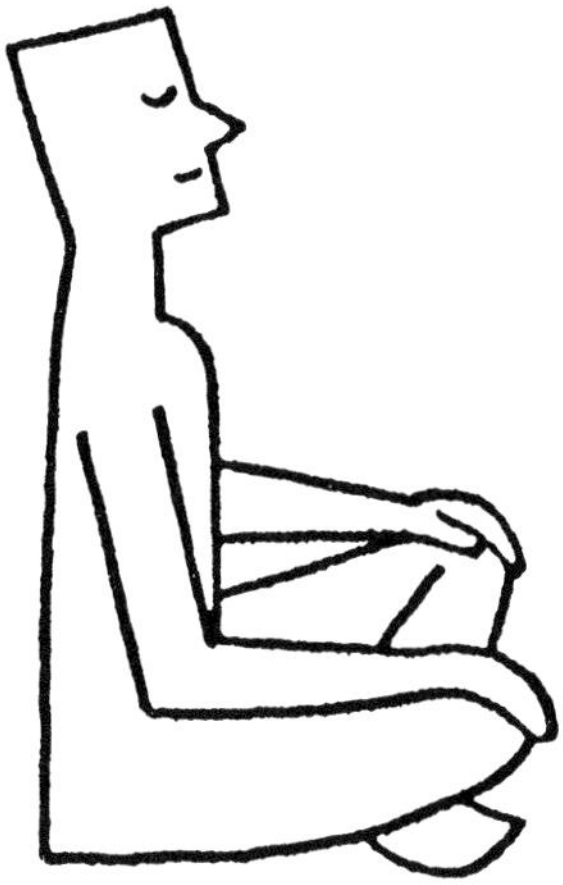

いう練習を繰り返します。

もし、よりはっきりと呼吸を感じるために必要なら、「吸う、吐く」あるいは「上がる、下がる」と、静かに意識しても良いでしょう。ただし、言葉ではなく主に呼吸の感覚そのものに意識を向け続けるように注意してください。

イメージや感情が浮かんできたり、周囲の音に気づいても、それを深く考え始めないようにしてください。考えていることに気づいたら、すぐに手放しましょう。呼吸の感覚から離れないようにしてください。頭の中のイメージや刺激があなたの注意を引きつけるほど強くなったり、あなたが考えにふけったり居眠りをし始めたら、自分の注意を優しく呼吸へ戻してあげましょう。

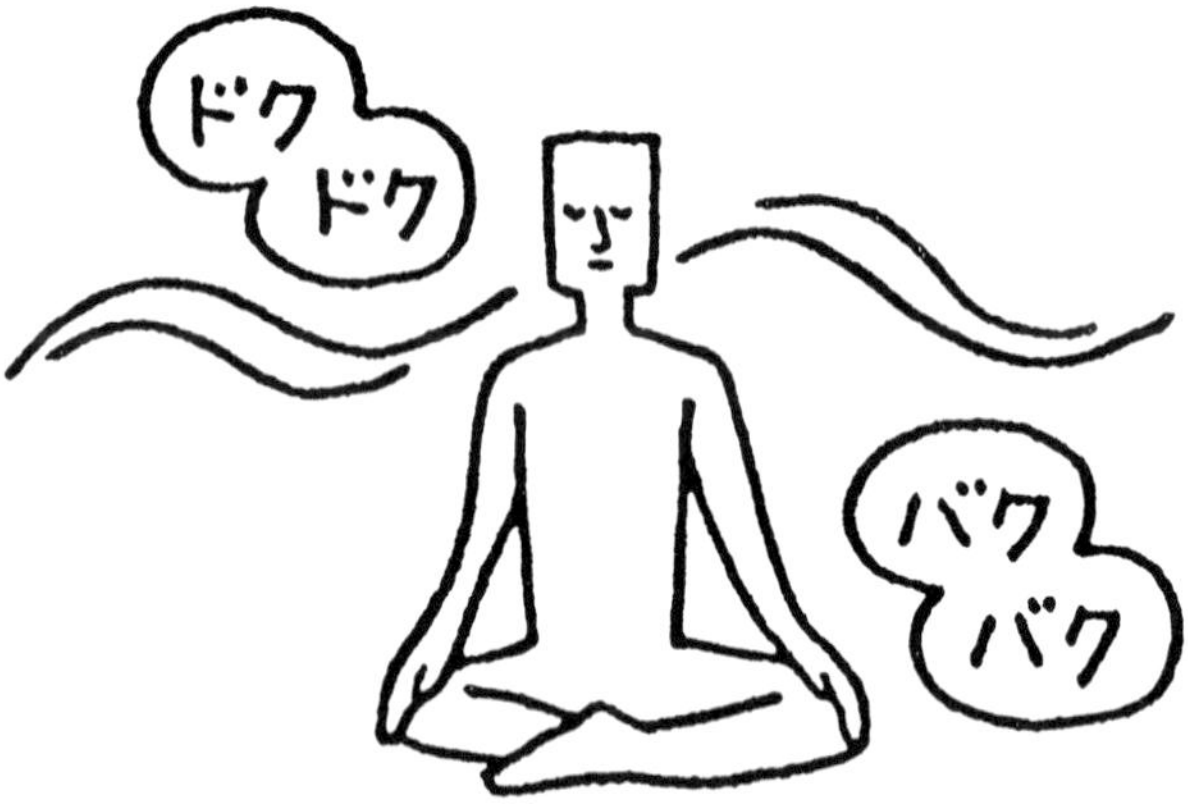

外なる敵とつき合う

あなたが嫌っている人や反感を感じる人のことを思い浮かべます。たとえば、恐れを感じる人や、扱いにくいと思う人、自分のライバルだと思う人、何らかの方法で自分を傷つけた人などのことです。その相手をできるだけはっきりと思い浮かべ、自分と向き合って座っている場面を想像します。自分のなかに湧き上がる相手に対しての様々な感情に触れてみましょう。自分の中に起こる怒りや恐れや嫌悪を感じてください。

次に、自分を相手の立場に置いてみます。自分がその人になり、そこに座って自分のことを見ていると想像します。敵の視点から自分を見るのです。あなたが敵に対して感じている感情を、敵もあなたに対して感じていることに気づいてください。あなたに対する敵の見方は、敵に対するあなたの見方と同じなのです。相手が自分より優れており、自分のことを見下しているように感じるとしたら、それはあなたが相手に対して嫉妬心を抱いているからかもしれません。あるいは、自分が相手より勝っていると感じているために、相手を見下す気持ちを持っているのかもしれません。嫉妬や妬み、競争心、さげすみなどを帯びた目で自分自身を見てみましょう。

自分と敵が相互に抱く悪感情に十分浸った後は、こうした悪感情を抱き続ける必要がないことを理解してください。敵に対して別の見方をすることは可能なのです。敵の最愛の人たちや子どもたちやペットの犬がその人をどう見ているかを想像してみましょう。あなたの敵が特に悪い人間のように見える場合は、その人の共犯者や悪友がその人を協力者や共謀者や友人としてどう見ているかを想像しましょう。その一方で、敵があなたのことを見たり考えたりした時にどんなストレスを感じるかに気づいてください。それは、あなたが敵のことを見たり考えたりした時に感じるストレスと同じなのです。

あなたがその人の目を通して自分自身を見る時、自分が頭のなかで使っている口調に気づいてください。あなたのちょっとした素振りや言葉の端々に、さげすみや競争心、侮辱、嫉妬といった態度が表れることを自覚しましょう。敵の感情が顔やふるまいにはっきり表れるのと同様に、あなたの感情も声や言葉、身ぶり手ぶりやボディーランゲージに表れます。

次に、敵の美点を見つけてください。その人が恋に落ちたり、選挙に当選したり、宝くじに当たったりしてとても幸せにしている様子を想像してみましょう（勇気のある人は、敵が自分との闘いに勝利した様子を想像してみましょう。敵はさぞかし良い気持ちでしょう！）。敵があなたに会って喜ぶ様子を想像します。そのイメージがどうしても浮かばない場合は、せめてあなたに対して怒りを抱いていない様子を想像してください。敵が人生にある程度満足しており、あなたを煩わそうとする時間も意図もないと想像しましょう。敵を本当に満足させ、本当に喜ばせるものは何かということを考えます。それは、あなたが推測したもの……あなたより優位に立つことではないかもしれません。あなたがもはや敵を煩わさないようになり、敵が何かを手に入れようとする行為を妨げないようになれば、敵もあなたを煩わすことに興味を持たなくなるでしょう。

あなたが敵の視点から自分自身を見るうちにわかり始めることは、自分が彼らと根本的に違っているという意識が、敵に対して自分を傷つきやすくしているということです。しかし、非常に基本的な点では自分も彼らと同じであること、少なくとも幸せになりたい、痛みを経験したくないと思っている点では違わないことに気づくと、敵があなたの幸せを壊したいとは思っていないように、あなたも敵の幸せを台無しにしたいとは思わなくなるのです。

誰かを自分の敵に仕立てるという行為は自分の痛みや怒り、恐れの投影にすぎないということを心から理解し、同胞としての共通点を認めることができた時、あなたが以前に自分とエゴを防衛するために費やしていたエネルギーが解放されます。すると、この貴重なエネルギーを、怒りや恐れや嫉妬といった内なる敵を根絶するという課題に利用することができるようになります。こうしてあなたがあれほど嫌っていた敵があなたの協力者、師、ヘルパー、そしてあえて言うなら、友人にさえなるのです。

そのうちに、あなたは敵の美点を見出すことができるようになり、心にわだかまっていた彼らへの不安感から解放されます。その人に出くわした時、以前ほど厄介な人物とは思わなくなったことに気づくでしょう。そして、あなたの態度の変化が相手にも影響を及ぼし、彼らも理由はわからないかもしれませんが、あなたに対してそれほど敵意を持たなくなります。

あなたは、こうして瞑想するなかで、自分の人生が友人たちに囲まれた人生であると考えることができるようになるのです。

内なる敵とつき合う

慈悲

すべての生命の幸せを願う心である慈悲とは、古典的な仏教の教えである「四無量心《しむりょうしん》」あるいは「四梵住《しぼんじゅう》」と呼ばれる四種類の心の状態のひとつのことです（その他の三つは思いやり、共感する喜び、平常心です）。慈悲の実践は、友情、包容力、そして他者との共通意識に基づいています。

慈悲の瞑想では、自分の心のエネルギーを表現するシンプルな言葉を声に出さずに繰り返し念じることによって精神を集中させていきます。まず、自分自身の健康や幸せを祈ることから始め、対象をすべての生きとし生けるものへと徐々に広げるのです。慈悲の瞑想を実践する時は、改まって座る必要はありません。慣れてきたら、街を歩いている時や、バスに乗っている時、病院の待合室に座っている時など、いつでもどこでもできる実践なのです。

座って瞑想する場合は、楽な姿勢で座ります。目は閉じても開けたままでも結構です。自分自身と他者のための願いとして三つから四つの祈りを思い浮かべてください。あるいは、次のような古典的な祈りを繰り返すのも良いでしょう。

私が幸せになりますように。
私が健康になりますように。

私が安全でありますように。
私が楽に生きますように。

（四番目の祈りは贅沢な願いではなく、暮らしや対人関係や日常生活のその他の面での苦労がなくなりますようにという願いです）。

このように自分のための祈りを数分間繰り返します。次に、恩人のことを思い浮かべます。あなたに親切してくれた人や寛大に接してくれた人、何らかの手助けをしてくれた人のことです。仏教の経典によると、恩人とは、その人のことを考えると自然と笑顔になるような人のことを言います。そういった人のことを思い浮かべ、自分の人生にとって大切な人であるという気持ちを感じてください。それから次のような願いを念じます。

あなたが幸せになりますように。
あなたが健康になりますように。

あなたが安全でありますように。
あなたが楽に生きますように。

順調な人生を送っている友人のことを思い浮かべてください。完全に幸福ではないかもしれませんが、基本的に幸せを感じており、人生がおおむねうまくいっているように見える人のことです。その人のことを思い浮かべ、慈悲の願いを念じてください。

今度は、物事があまりうまくいっておらず、何らかの苦しみを味わっている友人を思い浮かべます。その人のために慈悲の願いを念じましょう。

次に、自分が特に感情を抱いていない人のことを思い浮かべてください。ただの知人や、顔は知っていても名前は知らないような人のことです。たとえば、いつも新聞を買う売店の主人や、職場に小包を届けに来る宅配便のドライバーや、ジムで隣のランニングマシンを使っている人でも良いでしょう。その人のために慈悲の願いを念じてください。

その次に、つき合いにくいと感じている人のことを思い浮かべてください。ただし、一般的に言って、あなたを非常に傷つけたり裏切ったりした人や、この実践に含められるとは到底思えないほどひどい行為をした国際的な著名人を最初に選ぶことは賢明ではありません。あなたがささいな対立や不愉快な経験をしたことがあるという程度の人から始めましょう。その人のことを思い浮かべ、慈悲の願いを繰り返し念じているうちに何が起こるか観察してください。

そして最後に、あらゆる場所のあらゆる生命、人間、動物、生きとし生けるすべてのものに対する慈悲の願いを念じます。「生きとし生けるものが幸せに、健康に、安全に、そして楽に生きますように」

最初の二、三回は、敵どころかわずかに反感を持つ相手にさえ慈悲の願いを祈ることは難しいと感じるかもしれません。おそらく、敵のことは省略して生きとし生けるものへと進むか、あるいは自分自身への慈悲へ戻りたいと思うでしょう。そうしてもまったく差し支えありません。生きとし生けるすべてのものを含める実践を繰り返すうちに、あなたはすべての生きものとの同胞意識を経験するようになり、自分と他者の間に作ったバリアを壊し始めるようになるからです。すると、自分が敵に仕立てた人たちを広大なつながりの輪のなかに含めることが徐々に簡単になっていきます。

思いやり

あなたが痛々しい状況を目撃した時に、できることがあれば手助けしたいという気持ちを起こさせ、その場に向かわせるものが思いやりの心です。思いやりは、残酷な行為を中和します。また、自分や他者の痛みに圧倒されることなく向き合えるようにしてくれます。思いやりは、心情ではなく心の動きです。外から影響されず、損なわれることがなく、柔軟性があるといった性質を持ちます。自分と他者が一体であることについて、ただ考えたり望んだりするだけでなく、それを本当に理解することから生まれるものです。

安定した思いやりを育む上で大切なことは、他者の福利ばかりを考え、自分を顧みないという浅はかな殉教精神に陥らないことです。また、自分のことばかりを考え、他者を軽視するというありきたりの自己関心も放棄します。

思いやりの心を育てる瞑想は慈悲の瞑想に似ていますが、念じる言葉が少し違っています。「あなたが痛みや悲しみから自由になりますように」や「あなたが健康で幸せになりますように」などの表現が多いようです。こうした祈りはあなたの心のエネルギーを運ぶパイプにすぎないので、完璧な言葉を使う必要はないということを忘れないでください。

たとえば、願いの対象にする人が重病を患っているといった特定のケースでは、状況に合わせて祈りの内容を変えても結構です。

思いやりの瞑想では、願いを念じる順番も慈悲の瞑想とは少し違い、自分が知っている人のなかから困っている人を最初に選びます。すべてのホームレスの人たちというような、困っている人の集団を代表する架空の人物ではなく、実在の人物を対象にします。その人への思いやりの言葉を二、三分間念じた後は、慈悲の瞑想の順序で瞑想を続けてください。

思いやりの瞑想を始める前に、人類が共有する弱さに思いをはせることも良いでしょう。私たちが皆同じ痛みの重荷を課されているわけではありませんが、人間という存在の不確かさや不安を共有していることは確かです。たった一本の電話で人生がまったく変わってしまうこともあります。その点を理解することによって、私たちはお互いの距離を縮めることができ、お互いを気づかうようになるはずです。相互につながっているという一体感は、それだけで心を高揚させてくれます。

共感する喜び

共感する喜びとは、他者の幸せを心底から喜ぶことです。「あなたも少しは不運にみまわれればいいのに」とくやしまぎれに考えるのではなく、その人の幸運を嬉しく思うのです。共感する喜びは、妬みと恨みの解毒剤となる美しい心ですが、それを呼び起こすことは容易ではありません。なぜなら、私たちは他者の成功に対して相反する感情を持つからです。自分が欲しかったものを他者が勝ち取った場合はなおさらです。他者の幸運を見ると、世のなかの幸せには限りがあり、全員が勝者になることはできないのではないかという恐れが湧き上がります。共感する喜びは、私たちが根深い競争心や欠乏意識と向き合うための勇気をくれます。競争心と欠乏意識は、外なる敵を作り出すことに加担する内なる敵です。

共感する喜びの実践は、自分が現実に「持っている」ものへと私たちの目を開かせ、欠乏意識や挫折感、そして自分より運に恵まれているように思える人への恨みを軽減します。共感する喜びの瞑想も慈悲の瞑想に似ていますが、「あなたの幸せと幸運が減りませんように」とか「あなたの幸せと幸運がますます大きくなりますように」といった言葉を念じます。

まず、いまのところ比較的幸せに生きている友人から始めましょう。完全に幸せではないかもしれませんが、少なくとも人生のある面で成功や幸運に恵まれた人を選びます。基本的に、共感する喜びは他者の幸福に伴う自分の幸福なので、自分自身のことは抜かします。

自分の幸せを祈る代わりに、願いを念じ始める前に、自分の人生で起こった良いことについて思い出しましょう。共感する喜びを妨げるもののひとつは欠乏意識なので、ここで自分にとって価値があり、感謝の念を起こさせるような物事に思いを巡らせましょう。こうした内省の行為自体が、渇望や不満といった内なる敵に対するパワフルな解毒剤となるのです。

平常心

平常心、すなわちバランスの取れた精神は、様々な意味で他の三つの心の状態の土台となるものです。この無言の知恵のおかげで、私たちは親しい人たちの輪を超えて自分の気づかいを広げ、寛大な精神を慈悲、思いやり、そして共感する喜びの実践という形で表すことができるのです。

平常心がなければどうなるでしょうか。自分が相手から認められたり感謝されたりする時、あるいは自分に同等の見返りがある時しか、その人に友情を差し出そうとしないかもしれません。自分が痛みに圧倒されている時には自分に思いやりを示すことができず、また、自分が他者の苦しみに圧倒されている時には他者に思いやりを示すことができないかもしれません。あるいは、自分が脅威や嫉妬を感じた時には共感する喜びを呼び覚ますことができないかもしれません。それと対照的に、私たちが平常心を養うと他者とつながる能力が大きく開花します。なぜなら、人生で何が起こっても、それを拒絶したりそれにこだわったりする必要性を感じなくなるからです。

平常心の土台は、仏教で八世間法《はちせけんほう》と呼ばれる、人間世界につきものの八つの状態について内省することです。すなわち、苦、楽、損、得、称賛、非難、好評、悪評といった人生の浮き沈みのことを指しています。こうした浮き沈みは、一部の人たちに限らず誰にでも当てはまる人生の構成要素です。この点に気づいて現実を受け入れると、慈悲、思いやり、そして共感する喜びを育むことのできる空間が最大限に広がります。

平常心の実践では、当たり障りのない人から始め、次に恩人、それ以外の人たち、最後に自分自身という順序であなたの願いを念じます。次のような言葉を使っても良いでしょう。「私はあなたのことを心配していますが、あなたの人生の浮き沈みをコントロールすることはできません。生きとし生けるすべてのものは自分の行いの責任を負います。彼らの幸せや不幸は、彼らに対する私の願いではなく、彼ら自身の行いに左右されます」

秘密の敵とつき合う

「与える―受け取る」実践

自分が敵と考える人々との関係を変えるためには、自己没入を他者没入と交換する実践を日々行う必要があります。自他交換の実践に備える一種のリハーサルとして「与える―受け取る」瞑想をすることによって、他者の苦しみを引き受けるという利他的な行為を練習することができます。この瞑想では、自分の幸せを他者に与え、他者の苦しみを受け取ることを想像します。

あなたの敵の姿を思い浮かべてください。または、敵が目の前に座っているところを想像してください。息を吐きながら、自分の幸せや光明のすべてを敵と分かち合います。敵があなたの輝く精神とのつながりを感じられるようにします。

次に、息を吸いながら、敵のいらだちや怒りや憤慨を取り去り、そのエネルギーを自分の中に引き入れます。敵があなたに対して感じている敵意を自分のなかへ招いてください。

次に、そのエネルギーを自分の内なる敵に差し向け、自分の輝く精神を傷つけずに内なる敵を克服します。こうしてあなたの外なる敵は、そうと知らずにあなたを助けることになります。あなたの内なる敵は、「私、私、私。私はこれが好き。もっと欲しい」という考えに絶え間なく没入し、習癖的に反応する自己です。その内なる敵から自分を解放するために、外なる敵のエネルギーを利用するのです。マイナスのエネルギーがプラスのエネルギーに変わる時、あなたはそれを安心感や平穏な気持ちとして経験します。

次に息を吐く時、あなたの輝く精神の光が、あなたの庇護者の恩恵によって増強され、敵に向かって流れ出してゆきます。庇護者はキリスト、マリア、アブラハム、マホメット、仏陀、観音、ダライ・ラマ、聖人や天使、あなたの師など、誰でも構いません。呼吸を続けながら、次の言葉を繰り返し念じても良いでしょう。

[吸う]私の内なる敵、エゴイズムを破壊しますように。
[吐く]私の愛と知恵を分かち合いますように。
[吸う]私の内なる敵、エゴイズム、執着、嫌悪を破壊しますように。
[吐く]私の愛、幸せ、恩恵を分かち合いますように。

こうした言葉を繰り返し念じながら、息を吸いつつ敵の悪意を受け取って自分のエゴイズムに向け、息を吐きつつ解放され、愛に満ちた自らの幸せを敵に与えます。

自分の敵に対して「与える—受け取る」実践を積むことで、あなたの人格の自己中心的で自己没入的な面が徐々に抑制され、その代わりに利他心と愛に満ちた幸せな自己が姿を現すようになります。自分だけを重視し強化しようとする不満や怒りに満ちた自己が弱まっていくにつれて、知恵のある自己が強さを増していきます。こうした方法で敵を愛することは、知恵のある利己行為と言うこともできます。利他行為をすることによって自分を強くするのです。そして、その恩恵は、あなたが愛する人たち、よく知らない人たち、そして生きとし生けるものへとあまねく広がります。自分の敵に少しでも愛を分け与えられるほど心にゆとりができると、自分自身の人生の達人となることができます。

超秘密の敵とつき合う

自他交換の実践

外なる敵は、私たちを真の敵である自己没入へと向けてくれる最高の師です。自己没入と他者没入を交換する実践では、自分のアイデンティティーを広げてすべての生きとし生けるものを包み込み、エゴイズムや自己執着を利他心や思いやりへと転換します。

気づきによる自覚を自分自身に向けてください。これは、自分の顔を覗き込むことと言えるでしょう。すると、自分自身を見透かすことができます。自分の内面をよく見回しても、固定されたアイデンティティーなどどこにも見つかりません。顔にも、脳にも、心臓にもないのです。無限のエネルギーが充満した空《くう》の光明に自分を溶け込ませてください。このエネルギーは、万物を無限の可能性で包み込むだけなので、恐れる必要はありません。ただしそれは、あなたの愛、すなわち自分自身と他者の幸福を達成しようという意志によって、尽きることなく引き出すことのできるエネルギーなのです。その意味で、究極の現実空間が発する光は純粋な愛以外の何ものでもありません。決して多すぎることなく、しかし、あらゆるニーズにもれなく応える、すべての生命のすべてのニーズを満たす無尽蔵のエネルギーです。

この無限のエネルギーを利用して、自分と愛する人々全員が本当に必要としているものをあなた自身が生み出すさまを想像してください。自分の身体にはすべての有用な能力や機能が備わっており、自分の精神は他者の必要とするどんなものでも休みなく喜んで作り出すことができます。本当の幸せとは、自分のなかのすべての細胞や自分の周囲のすべてのエネルギーが自然のままの状態にあることなのだと感じてください。自分という存在が不変不動の構造ではなく、自らを癒し、周囲のあらゆる人や物を癒す能力を持つ、いきいきとした量子エネルギーの場であることを思い出しましょう。すべての生命が、あなたから液体のごとく流れ出てくる光を目にする情景を想像してください。金銀のきらめきに縁取られたダイヤモンド、トパーズ、ルビー、エメラルド、サファイヤといった宝石のような光です。

このビジュアライゼーションを心から楽しんでください。私たちは物質を具体的なものとして知覚する習癖があるので、ふだんはこの究極の現実を見ることがないという点を覚えておきましょう。このビジュアライゼーションの楽しみと功徳を、あなたが常に生きとし生けるものに愛を感じ、発散する能力を持つ存在になるための糧としてください。すべての生命が、まったく同じ究極の現実と相応の能力を持っていることを理解し、二度と自分が特別であると考えないことを決意してください。他者から特別な栄誉や称賛を受けたいという願望を抑え、その代わりに、あなたに幸せな心があるからこそ他者に奉仕できるのだと悟るのです。そして、日常生活をする上で、自分と他者を区別したり、自分を他者の上に位置づけたいという気持ちに惑わされないようにしてください。

著者略歴

シャロン・サルツバーグは、マサチューセッツ州バーレ町にあるインサイト・メディテーション・ソサエティ、フォレスト・レヒュージ、そしてバーレ・センター・フォー・ブディスト・スタディーズの共同創設者として、三〇年以上にわたり瞑想の指導にあたってきた。主に気づき（マインドフルネス）の実践と、自分と他者への愛と思いやりを育むことを目的とする慈悲（ラヴィング・カインドネス。パーリ語で〝metta〟）の実践を教えている。「人は誰しも愛や許し、知恵や思いやりを発揮する能力を秘めており、瞑想を実践することにより、こうした心をもって生きることができるようになります。これが仏陀の教えの核心です。生まれながらの権利である類ない幸せを、誰でも自分で見つけることができるのです」

その他の著書には、『Lovingkindness』、『Faith』、『The Force of Kindness』、ニューヨークタイムズ紙のベストセラーになった『リアルハピネス―28日間瞑想プログラム』（有本智津訳　二〇一一年刊　アルファポリス。イギリスでのタイトルは『The Power of Meditation』）などがある。ハフィントン・ポスト紙にブログを掲載し、『O, The Oprah Magazine』（オプラ・マガジン）の寄稿編集者である他、『Time』『Real Simple』『Good Housekeeping』『Self』『Tricycle : The Buddhist Review』『Shambhala Sun』などの雑誌に寄稿している。

http://www.sharonsalzberg.com

著者略歴

ロバート・サーマンは、コロンビア大学でインド・チベット仏教学の教授を務めている。アメリカで初めて仏教学の寄付講座教授に任命されたツォンカパ研究の第一人者である。著書には、ベストセラーとなった『Inner Revolution』をはじめ、『チベット仏教が教える怒りの手放し方』（屋代通子訳　二〇一一年刊　築地書館）、『Infinite Life』など人気作品が多数ある。チベット語経典の翻訳者としても知られている。ダライ・ラマ法王の下で初の西洋人托鉢僧として得度したが、その後環俗し、法名「テンジン」をニックネームにしている。ダライ・ラマとの深い親交は四八年間に及び、アメリカの非営利団体チベット・ハウスの共同創設者兼会長として、失われつつあるチベット文化の保存に尽力している。ダライ・ラマの要請を受け、大蔵経テンギュル翻訳プロジェクトのディレクターとして、仏教時代のインドにあった古代のナーランダ仏教学院図書館の蔵書の中からチベット語で書かれた人文科学書一式の翻訳作業の監督にあたっている。

http://www.bobthurman.com

ニガテな奴が雨に打たれてる
敵を愛せよ―楽に生きるための心の技術

二〇一五年　一〇月一七日　初版発行

著　者　シャロン・サルツバーグ
　　　　ロバート・サーマン

訳　者　ドラモンド美奈子

発行者　井上弘治

発行所　**駒草出版**　株式会社ダンク　出版事業部
〒一一〇－〇〇一六
東京都台東区台東一－七－一　邦洋秋葉原ビル二階
TEL　〇三(三八三四)九〇八七
FAX　〇三(三八三四)四五〇八
http://www.komakusa-pub.jp/

印刷・製本　シナノ印刷株式会社

カバーデザイン　岩淵まどか（fairground）
カバーイラスト　阿部伸二（カレラ）
翻訳協力　株式会社トランネット

落丁・乱丁本はお取り替えいたします。
定価はカバーに表示してあります。

Printed in Japan
ISBN 978-4-905447-51-1